301健康科普丛书

胃癌

主　编：陈凛　卫勃　唐云

副主编：郗洪庆　彭　正　卢灿荣　王　宁

　　　　崔建新　边识博

编　者：李　涛　徐文通　周思欣　秦洪臻

　　　　牛　磊　夏启俊　李佶阳　申伟松

　　　　李　婷　刘森峰　宋　舟

军事医学科学出版社

图书在版编目（CIP）数据

胃癌 / 陈凛，卫勃，唐云主编 .
—北京：军事医学科学出版社，2013.10
（301 健康科普丛书）
ISBN 978-7-5163-0344-3

Ⅰ . ①胃… Ⅱ . ①陈… ②卫… ③唐… Ⅲ . ①胃癌—诊疗
Ⅳ . ① R735.2

中国版本图书馆 CIP 数据核字 (2013) 第 233851 号

策划编辑：孙　宇　赵艳霞　　　责任编辑：王彩霞　　曹继荣
出 版 人：孙　宇
出　　版：军事医学科学出版社
地　　址：北京市海淀区太平路 27 号
邮　　编：100850
联系电话：发行部：(010)66931049
　　　　　编辑部：(010)66931053,66931104,66931039
传　　真：(010)63801284
网　　址：http://www.mmsp.cn
印　　装：北京宏伟双华印刷有限公司
发　　行：新华书店

开　　本：710mm×1000mm　1/16
印　　张：14.5
字　　数：166 千字
版　　次：2014 年 1 月第 1 版
印　　次：2014 年 1 月第 1 次
定　　价：29.00 元

301 健康科普丛书

编委会

前言
preface

　　胃癌是常见恶性肿瘤，世界范围内，其发病率占恶性肿瘤的第四位，死亡率为第二位。我国是世界胃癌大国，而胃癌早期诊断率极低，且大多数老百姓对胃癌的认识及对胃癌早期筛查的重要性认识不深，当知道自己或身边朋友患上胃癌时，往往对胃癌知识的渴求程度急剧增高。我们编写本书，让广大健康百姓认识胃癌，提高健康意识，从而远离胃癌；让胃癌患者及家属更深层次的了解胃癌，消除对疾病的恐惧，理解好、配合好医护工作，共同抗击肿瘤。

　　中国人民解放军总医院（301 医院）是集医疗、保健、教学、科研于一体的大型现代化综合性医院。医院担负党中央、中央军委和总部首长及部分驻京部队官兵的医疗保健任务，承担各军区、军兵种转送的疑难、危重病人的诊治工作，收治全国各地的患者。301 医院普通外科，学科设备条件国际一流，医疗技术水平国内顶尖，先后承担了包括国家卫生行业专项、"863"计划在内的多项国家级及全军重大科研课题，拥有一支以资深专家教授为技术顾问、以优秀中青年专家为骨干、实力雄厚、结构合理的高水平学术团体及医护梯队。主编陈凛教授，现任科室主任，是中国抗癌协会胃癌专业组副组长，大中华腹腔镜胃癌研究与发展专业委员会高级顾问，中国胃癌指南编写组主要成员。带领团队致力于胃癌手术规范研究、胃癌的微创化及个体化诊疗技术研究、胃癌新辅助化疗研究、胃癌肝转移治疗策略的研究、胃癌生物治疗研究及胃癌发病机制研究，研究成果全国推广，荣获全军医疗成果一等奖、二等奖等多项奖励。

本书的编委们根据自己多年的临床及研究经验编写本书，以解答患者疑惑，提供科普知识为出发点，汇编医疗工作中围绕耳边的患者及家属最关心的问题，进一步扩充胃癌的基本知识及就医指导，进行最大程度的科普。此书以通俗的语言深入浅出地描绘胃癌及胃癌治疗的基本情况，分别从胃癌的基本情况、就诊指导、治疗方法、术后保健和护理等几个方面阐述胃癌。本书以问答的形式编排，统一格式，便于阅读；以疾病认知过程或就医先后顺序进行设问，具有一定逻辑性，利于求知；每个章节还配以一定数量的漫画插图，形象生动，深化理解。

读者使用本书时，可以按照章节浏览阅读，全面了解胃癌；也可以根据需要选择性的查看，将其作为求医工具书。本书内容主要提供百姓科普，涉及医学专业的问题还需要找专业医生进行咨询，不得擅自根据本书内容进行自我医疗。希望我们的努力能够为您的健康做出一点贡献，也希望您能通过本书了解我们，并能与我们团队并肩在抗击中国胃癌的最前线。

　　最后衷心感谢为本书编写付出努力的医生们，感谢致力于推进胃癌科普、健康教育的朋友们，希望我们的努力能够共同托起更多人的健康。

编者

2014 年 1 月

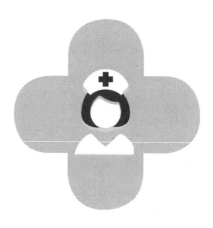

目录
catalog

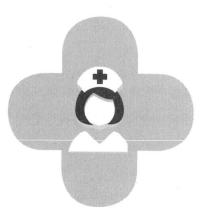

第一篇
认识胃癌

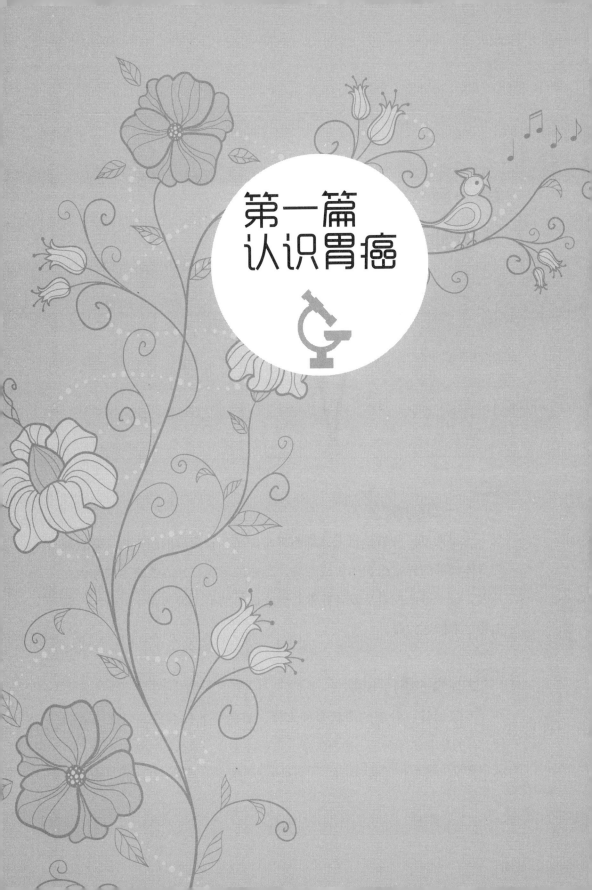

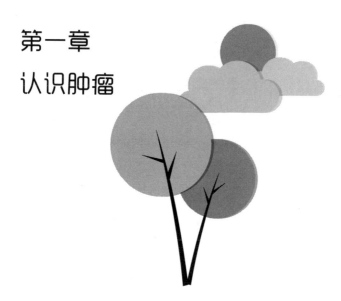

第一章
认识肿瘤

 1. 什么是肿瘤?

专家回复:肿瘤是指人体细胞异常增殖生长形成的新生物,常表现为身体局部的异常组织团块或肿块。肿瘤的形成是外界致瘤因素和内在基因、分子等调控紊乱或者异常共同造成的结果。现代医学有时用"新生物"来描述肿瘤。

 2. 肿瘤长得什么模样?

专家回复:肿瘤的形状多种多样,有的是实体肿瘤,局部形成肿块,有的是非实体肿瘤,像血液病,不形成肿块。实体肿瘤成息肉状(向外生长)、乳头状(向外生长)、结节状(膨胀生长)、分叶状(膨胀生

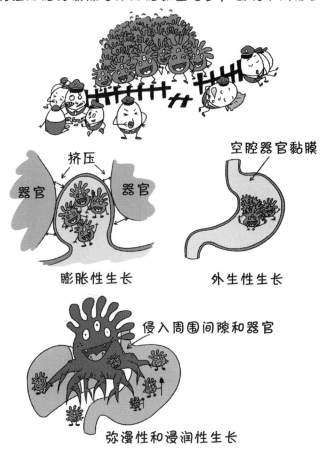

调控细胞的偷懒导致细胞数量增多，出现不同形状

挤压

器官　器官

空腔器官黏膜

膨胀性生长　　　　外生性生长

侵入周围间隙和器官

弥漫性和浸润性生长

长）、囊状（膨胀生长）、浸润性包块状（浸润性生长）、弥漫性肥厚状（向外伴浸润性生长）、溃疡状伴浸润性生长。形状上的差异与其肿瘤发生的部位、组织来源、生长方式和肿瘤的良恶性程度密切相关。

 3. 如何认识肿瘤外表：医学上大体"参数"都有哪些?

专家回复：肿瘤观察时医学描述有以下"参数"：

（1）肿瘤的数目和大小：肿瘤的数目、大小不一。多为一个，有时也可为多个。肿瘤的大小与肿瘤的性质（良、恶性）、生长时间和发生部位有一定关系。生长于体表或较大体腔内的肿瘤有时可生长得很大，而生长于密闭的狭小腔道内的肿瘤一般较小。肿瘤极大者，通常生长缓慢，多为良性；恶性肿瘤生长迅速，短期内即可带来不良后果，因此常长不大。

（2）肿瘤的形状：肿瘤的形状多种多样，如上问所述。

（3）肿瘤的颜色：一般肿瘤的切面呈灰白或灰红色，视其含血量的多寡、有无出血、变性、坏死等而定。有些肿瘤会因其含有色素而呈现不同的颜色。因此可以根据肿瘤的颜色推断为何种肿瘤。如脂肪瘤呈黄色，恶性黑色素瘤呈黑色，血管瘤呈红色或暗红色。

（4）肿瘤的硬度：与肿瘤的种类、肿瘤来源性质及有无变性、坏死有关。肿瘤组织发生坏死时较软，发生钙化或骨化时则较硬。脂肪瘤很软，骨瘤很硬。

 4. 肿瘤内部是什么呢？

专家回复：肿瘤内部的组织结构多种多样，但所有的肿瘤的组织成分都可分为两部分：实质和间质。

（1）肿瘤的实质：肿瘤实质就是肿瘤细胞的总称，是肿瘤的主要成分。它决定肿瘤良恶性程度等生物学特点以及肿瘤的特殊性，是判断肿瘤来源的根据。

（2）肿瘤的间质：肿瘤的间质成分不具特异性，里面有血管、淋巴管等组织，起着支持和营养肿瘤的作用，其中的新生血管与肿瘤的恶性程度，对肿瘤预后有着非常重要的影响。此外，参与人体肿瘤组织免疫反应的细胞也可以存在于肿瘤的间质。

5. 什么是肿瘤的分化程度? 高分化和低分化都是什么意思?

专家回复: 肿瘤的分化是指肿瘤与正常组织在形态和功能上的相似之处, 相似程度即称为分化程度。肿瘤组织的形态和功能越接近于正常组织, 说明分化程度高或分化好, 相反是低分化或分化差, 这就是经常听医生讲到的高、中、低分化。分化程度越高, 肿瘤的恶性程度越低。分化程度越低, 肿瘤的恶性程度越高, 预后越不好。

6. 肿瘤都是恶性的吗?

专家回复: 肿瘤并不都是恶性的, 如本章开篇所说, 身体内生长的任何新生包块均可以成为肿瘤, 肿瘤又可以分为良性肿瘤和恶性肿瘤。大可不必闻及肿瘤就万分恐慌。

良性肿瘤是指无浸润和转移能力的肿瘤, 包膜完整、边界清楚, 呈膨胀性生长, 生长缓慢, 肿瘤细胞分化成熟, 对机体危害较小, 绝大多数不会恶变, 很少复发。常见的良性肿瘤有脂肪瘤、血管瘤等。

恶性肿瘤是相对良性肿瘤而言, 是容易浸润、转移的肿瘤。根据肿瘤来源的组织不同分为上皮组织来源的癌 (如胃癌)、非上皮组织来源的肉瘤 (如脂肪肉瘤)、血液癌。

7. 良性、恶性肿瘤的区别是什么?

专家回复: 良性肿瘤与恶性肿瘤的区别主要有以下几点。

(1) 分化程度: 良性肿瘤分化好, 与原有组织的形态相似; 恶性肿瘤分化差, 与原有组织的形态差别大。

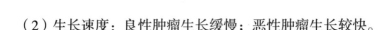

（2）生长速度：良性肿瘤生长缓慢；恶性肿瘤生长较快。

（3）生长方式：良性肿瘤多见膨胀性和外生性生长，前者常有包膜形成，与周围组织一般分界清楚，故通常可推动；恶性肿瘤为浸润性和外生性生长，前者无包膜形成，与周围组织一般分界不清楚，故通常不能推动，后者伴有浸润性生长。

（4）继发改变：良性肿瘤很少发生坏死和出血；恶性肿瘤常发生坏死、出血和溃疡形成。

（5）转移：良性肿瘤不转移；恶性肿瘤常有转移。

（6）复发：良性肿瘤手术后很少复发；恶性肿瘤手术等治疗后经常复发。

（7）对机体影响：良性肿瘤较小，主要引起局部压迫或阻塞；恶性肿瘤较大，除压迫、阻塞外，还可以破坏原发处和转移处的组织，引起坏死出血合并感染，甚至造成恶病质。

需要注意的是：良性肿瘤与恶性肿瘤之间有时并无绝对的界限，某些肿瘤的组织形态介于两者之间，称为交界性肿瘤。

 8. 癌到底是怎么一回事？

专家回复：癌是主要来源于皮肤、器官黏膜等上皮组织的一类恶性肿瘤，是由人体内正常细胞演变而来的，40岁以上人群发病率高。正常细胞变为癌细胞后，就像一匹脱缰的野马，无法约束地"异常增长"。最终在体内形成团块，并消耗大量营养、释放毒素，影响人体正常功能。

9.肿瘤如何在体内生长?

专家回复:肿瘤可以呈膨胀性生长、外生性生长和浸润性生长。

(1)膨胀性生长:是大多数良性肿瘤所表现的生长方式,肿瘤生长缓慢,不侵袭周围组织,往往呈结节状,有完整的包膜,与周围组织分界明显,对周围的器官、组织主要是挤压或阻塞的作用。一般均不明显破坏器官的结构和功能。因为其与周围组织分界清楚,手术容易摘除,摘除后不易复发。

(2)外生性生长:发生在体表、体腔表面或管道器官(如胃肠道)表面的肿瘤,常向表面生长,形成突起的乳头状、息肉状、菜花状的肿物,良性、恶性肿瘤都可呈外生性生长。

(3)浸润性生长:为大多数恶性肿瘤的生长方式。由于肿瘤生长迅速,侵入周围组织间隙、淋巴管、血管,浸润并破坏周围组织,肿瘤往往没有包膜或包膜不完整,与周围组织分界不明显。

10. 肿瘤都会扩散吗?

专家回复:并不是所有的肿瘤都会扩散。肿瘤的扩散和转移是恶性肿瘤的重要生物学特点,因此只有大部分的恶性肿瘤如胃癌、结肠癌等才会扩散,它们不仅能在原发部位浸润生长还可以通过各种途径扩散到身体其他部位。而少数的恶性肿瘤及良性肿瘤一般不发生扩散。

11. 什么是肿瘤转移?

专家回复:瘤细胞从原发部位侵入淋巴管、血管、体腔,迁移到他处而继续生长，形成与原发瘤同样类型的肿瘤，这个过程称为肿瘤转移。良性肿瘤不转移，只有恶性肿瘤才发生转移。

12. 肿瘤是怎么转移的?

专家回复：常见的转移途径有以下几种：

（1）淋巴道转移：上皮组织的恶性肿瘤多经淋巴道转移，主要转移到肿瘤周围的淋巴结。

（2）血道转移：各种恶性肿瘤均可发生，尤多见于肉瘤、肾癌、肝癌、甲状腺滤泡性癌及绒毛膜癌，主要转移到肝脏、肺、骨等。

（3）种植性转移：常见于腹腔器官的癌瘤，细胞脱落种植到腹膜或者其他器官的表面。

13. 肿瘤为什么会复发?

专家回复：由于恶性肿瘤具有浸润性生长的特性，在一些情况下，肿瘤虽经过手术切除或化疗、放疗，但在组织内可能潜存、残留下一部分仍具有活力的癌细胞或者癌干细胞，经过一个长或短的时期又继续生长繁殖，在原来的部位重新长成相同类型的肿瘤，这个现象称为肿瘤复发。

14. 肿瘤怎么分级?

专家回复：肿瘤分级就是医生常说的高中低分化，是描述肿瘤恶性程度的指标。Ⅰ、Ⅱ、Ⅲ三级分法较常用，Ⅰ级为高分化，分化良好，恶性程度低；Ⅱ级为中分化，中度恶性；Ⅲ级为低分化，恶性程度高。对某些肿瘤也采用低级别、高级别两级分法。

15. 肿瘤如何分期?

专家回复：分期即大多数患者最关心的肿瘤的"早期还是晚期"，包括手术之前，根据各种影像学检查综合评估得出的临床分期。最准确的分期是在手术结束后，根据手术所见和病理检查结果最终确定的分期。分期可以协助判断预后、制定后续治疗方案。

肿瘤"分期"是指恶性肿瘤的生长范围和播散程度。国际上广泛采用 TNM 分期系统。T 是指肿瘤的原发灶，随着肿瘤体积的增大和临近器官的受累程度，依次用 T1 ~ T4 来表示；N 指局部淋巴结受累情况，无淋巴结累及用 N0 表示，随着淋巴结受累及的程度、范围和数目的扩大，依次用 N1 ~ N3 表示；M 指远处转移，无远处转移用 M0 表示，有远处转移用 M1 表示。

16. 肿瘤对身体有哪些影响?

专家回复：良性肿瘤对机体的影响较小，主要表现为局部压迫和阻塞症状，其影响主要与发生部位和继发变化有关。若发生在重要器官也可产生严重后果，如消化道良性肿瘤可引起肠套叠、肠梗阻。良性肿瘤的继发性改变，比如出血和感染，也可对机体造成不同程度的影响。

恶性肿瘤由于分化不成熟、生长较快，浸润破坏器官的结构和功能，并可发生转移，因而对机体影响严重。恶性肿瘤除可引起与上述良性肿瘤相似的局部压迫和阻塞症状外，还可有发热、顽固性疼痛，晚期可出现严重消瘦、乏力和全身衰竭的状态。

另外，一些非内分泌腺肿瘤能产生和分泌激素或激素类物质，引起内分泌紊乱的临床症状，这种肿瘤称为异位内分泌性肿瘤，其所引起的临床症状称为异位内分泌综合征。此类肿瘤多为恶性肿瘤，以癌居多，如胃癌、肝癌、结肠癌，也可见于肉瘤如纤维肉瘤、平滑肌肉瘤等。

由于肿瘤的产物（包括异位激素产生）或异常免疫反应（包括交叉免疫、自身免疫和免疫复合物沉积等）引起内分泌、神经、造血、消化、骨关节、肾脏、皮肤等系统发生病变，引起相应的临床症状，称为副肿瘤综合征。

17. 癌症的可怕之处在哪里？

专家回复：首先，癌症是一种消耗性疾病，除局部压迫和阻塞症状外，破坏正常组织结构，还可引起发热、顽固性疼痛，晚期可出现严重消瘦、乏力、贫血和全身衰竭的状态。其次，癌症的可怕之处还在于容易复发和转移，难以"治愈"。大部分良性病例如阑尾炎，手术切除就是治愈，对以后的生活工作几乎没有影响。但是恶性肿瘤不是。只有少数原位癌手术切除就能达到根治的效果。大部分进展期肿瘤在手术切除之前癌细胞就已经扩散到其他部位，大部分癌症患者最终因为癌症复发转移死亡。

18. 体重减轻一定是体内长了恶性肿瘤吗?

专家回复:恶性肿瘤由于生长迅速,会大量消耗人体营养物质,引起病人体重减轻,部分胃癌、结肠癌就以体重减轻、贫血为首发症状。但是引起体重减轻的原因还有很多,最常见的就是糖尿病、甲状腺功能亢进。糖尿病往往伴有多饮多食多尿,与体重减轻共同组成"三多一少"的典型症状。甲状腺功能亢进往往除了多饮多食体重减轻之外,还会有怕热、心慌、性情急躁等症状。但是一旦出现无原因的体重减轻一定要到医院就诊,让医生帮助诊断。

19. 得了癌症为什么会疼?

专家回复:癌症产生疼痛的原因是多方面的,肿瘤的浸润性生长,对周围组织的侵犯,肿瘤转移到骨、侵犯神经丛等是癌症疼痛的主要原因。此外癌症产生肠梗阻会引起腹痛,癌症产生巨大精神压力会引起头痛,很多抗肿瘤药物会引起骨痛等。所以疼痛不一定是晚期肿瘤特有的表现,癌症疼痛可以通过止痛药物达到满意的控制。

20. 肿瘤是怎么发生的?

专家回复:恶性肿瘤的形成是一个长期的多因素参与的多阶段过程,要使细胞完全恶性转化,需要多个基因的转变,包括癌基因的突变和抑癌基因的失活,以及细胞周期调节和 DNA 修复基因的改变。

21. 环境中有哪些致癌因素需要引起我们重视?

专家回复:外界致癌因素是引起癌症的重要刺激因素,已知致癌因素有化学、物理、生物、营养等以下几项：

（1）吸烟与被动吸烟。肺癌病人中吸烟者是不吸烟者的 10 倍；吸烟者肺癌、喉癌、食管癌、膀胱癌、口咽癌的发病率也比不吸烟者高。吸烟量与癌症发病关系尚不明确，即使接触烟草的烟雾量不大也会发生癌症。近年来还发现，经常生活在嗜烟者烟雾环境中的不吸烟者，发生癌症的机会也增多。

（2）职业因素。因长期接触煤焦油、芳香胺或偶氮染料、亚硝胺类化合物等所致的职业性癌，可占全部癌症的 2% ~ 8%。职业性癌一般有相当长的潜伏期，发生在皮肤、泌尿道、呼吸道等部位的职业性癌较常见。

（3）放射线及紫外线。电离辐射（X 射线、γ 射线）所诱发的癌症约占全部癌症的 3%，紫外线照射可诱发皮肤癌或恶性黑色素瘤。

（4）膳食。人类的饮食结构和习惯与消化道肿瘤关系密切。膳食中脂肪过多易诱发大肠癌；水果和蔬菜可降低大肠癌的发病；有些食品添加剂具有致癌作用；腌熏食品和一些蔬菜、肉类、火腿、啤酒中可能含有致癌的亚硝酸盐和硝酸盐；含有黄曲霉毒素的食品与肝癌发病可能有关。

（5）药物。治疗癌症的各种抗肿瘤药特别是烷化剂，本身也具有致癌作用；此外，某些解热镇痛药、抗癫痫药、抗组胺药、激素类等与癌症的病因有关。

（6）寄生虫与病毒。血吸虫病可引起膀胱癌；中华分枝睾吸虫可引起胆管。迁延性乙型肝炎所致的肝硬化患者容易发生肝癌；单纯疱疹病毒与宫颈癌的发病有关。许多病毒可以诱发动物肿瘤，但在人类尚缺乏直接证据。

22. 肿瘤与遗传有关吗?

专家回复:不是所有的肿瘤都可以遗传,部分肿瘤具有明显的遗传特性。呈常染色体显性遗传的肿瘤有视网膜母细胞瘤、肾母细胞瘤、肾上腺或神经节的神经母细胞瘤。一些癌前疾病,如结肠多发性腺瘤性息肉病、神经纤维瘤病等本身并不是恶性疾病,但恶变率很高。这些肿瘤和癌前病变都属于单基因遗传,其发病特点为早年(儿童期)发病,肿瘤呈多发性,常累及双侧器官。呈常染色体隐性遗传的遗传综合征如Bloom综合征易发生白血病和其他恶性肿瘤;毛细血管扩张共济失调症患者易发生急性白血病和淋巴瘤;着色性干皮病患者经紫外线照射后易患皮肤基底细胞癌和鳞状细胞癌或黑色素瘤。这些肿瘤易感性高的人群常伴有某种遗传性缺陷,以上三种遗传综合征均累及DNA修复基因。

遗传因素与环境因素在肿瘤发生中起协同作用,而环境因素更为重要。决定这种肿瘤的遗传因素是属于多基因的。目前发现不少肿瘤有家族史,如乳腺癌、胃肠癌、食管癌、肝癌、鼻咽癌等。有家族史的人群应每年定期查体。

23. 什么是癌前病变?

专家回复:从正常组织到发生癌变的中间阶段称为癌前病变。有人将已经癌变的细胞潜伏在外观正常组织中的状态(潜伏癌细胞)称为癌前病变。例如乳腺病、直肠的家族性乳头状腺瘤、慢性胃溃疡、肝硬化、皮肤的黑痣及皮肤黏膜综合征等。恶性肿瘤的发生是一个逐渐演变的过程,人体上某些器官的一些良性病容易出现细胞异常增生,具有恶性变化倾向,这些异常增生具有癌变倾向的病变称为癌前病变。

24. 什么是不典型增生?

专家回复:不典型增生或非典型增生又称异型增生(dysplasia)。主要指组织或细胞数量增加、形态结构异常改变的状态,细胞具有一定程度异型性,但还不足以诊断为癌。根据病变程度,可分为轻度、中度和重度三级。

25. 什么是原位癌?

专家回复:原位癌指癌变仅限于上皮层内,常累及上皮全层,但基底膜完整,未侵入基底膜。如果能及时发现并诊断原位癌,则可以预防其发展为进展期癌,在癌症早期诊断中具有重要意义。

26. 什么是肿瘤标志物?

专家回复:肿瘤标志物是反映肿瘤存在的化学类物质。有些肿瘤标志物高于正常值,并不代表就一定得了某种肿瘤。它们或不存在于正常成人组织而仅见于胚胎组织,或在肿瘤组织中的含量大大超过在正常组织里的含量,它们的存在或量变可以提示肿瘤的性质,借以了解肿瘤的组织发生、细胞分化、细胞功能,以帮助肿瘤的诊断、分类、预后判断以及治疗指导。

(1)肿瘤组织产生,包括:分化抗原,胚胎抗原 (AFP,CEA),同工酶 (NSE),激素 (HCG),组织特异性抗原 (PSA,free PSA),黏蛋白、糖蛋白、糖脂 (CA125),癌基因及其产物,多胺类等。

(2)肿瘤与宿主相互作用后产生,包括:血清铁蛋白,免疫复合物,急性时相蛋白同工酶,白细胞介素受体,肿瘤坏死因子等。

（3）某些与肿瘤发生密切相关的 SNP、miRNA 等。

27. 机体对肿瘤有哪些免疫?

专家回复：肿瘤本身的细胞存在特异性的标记抗原，会激发人体对肿瘤的免疫反应。肿瘤免疫以细胞免疫为主，体液免疫为辅，参加细胞免疫的效应细胞主要是细胞毒性 T 淋巴细胞、自然杀伤细胞（NK）和巨噬细胞。另外，免疫监视在肿瘤免疫中起重要作用，在免疫力低下或缺陷病的患者和接受免疫抑制治疗的病人中，恶性肿瘤的发病率明显增加。

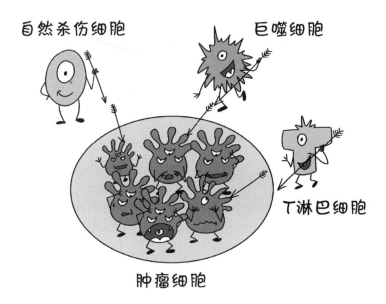

28. 癌症晚期我该如何活下去?

专家回复：以前一提起癌症晚期，人们往往会想到死亡。其实随着科技的发展，很多晚期癌症正在成为一种"慢性病"，这个时期的病人应该保持与医生的良好沟通，树立"打持久战"的信心。相信很多人都听说过"带瘤生存"这个词，所谓带瘤生存就是通过药物或生物治疗方法，使得肿瘤维持稳定，不再继续侵犯人体，造成一种人与肿瘤"和平共处"的局面。

　　建立信心，勇敢的面对生活，不轻易向病魔低头，不焦急烦躁，不轻言放弃，快乐的生活下去。

第二章
看透胃癌

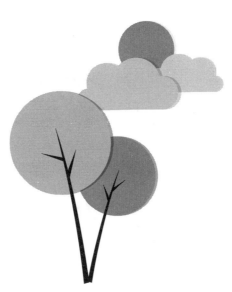

 1. 胃是个什么样的器官?

　　专家回复：胃是消化道最膨大的部分，呈弹性囊袋状。体型不同，胃的形态也不同，主要有以下三种：①钩型胃，也就是鱼钩状，多见于中等体型的人；②角型胃，牛角形，多数位于上腹部，多见于矮胖的人；③长胃，胃的张力低，几乎全在左侧，胃

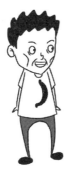

长胃

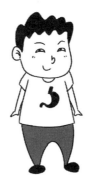

钩型胃

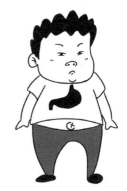

角型胃

体垂直，如水袋一样，多见于体型瘦弱的人。

2. 胃有哪些结构?

专家回复：连接食管的入口处称为贲门，接十二指肠的出口处叫幽门。胃的结构分为胃底、胃体和胃窦三部分，胃有前后两壁，还有上下两弯，较短的上边是胃小弯，较长的下边是胃大弯。胃小弯和幽门部都是溃疡病的好发部位。

胃壁又分为四层结构，自内向外依次为黏膜层、黏膜下层、肌层和浆膜层。一般胃癌分期中肿瘤浸润深度以各层为标准。

3. 胃到底在哪里?

专家回复：胃上接食管，下连十二指肠（因长约 12cm 而得名）。胃在中等充盈时，位于左上腹，胃的前壁的中间部分就在上腹正中，此处就是临床上胃触诊的部位。胃大弯的最低部位在脐部，吃饱饭后，胃的最低点可在其下，甚至可到下腹。

4. 胃有哪些邻居?

专家回复：胃有很多邻居，它上接食管，下连十二指肠。胃的中部前面是腹壁，胃

食管：我住在胃的上方！

肝脏：我住在胃的右上方！

胰腺：我在胃的后面！

小肠：我连在胃的下面！

大肠：我住在胃的下面！

的左上后方紧邻脾脏，胃的右上方紧邻肝脏、胆囊，胃的下方是横结肠，后方是胰腺。周围广泛分布淋巴结、血管、神经等。

5. 胃有什么样的功能?

专家回复：胃的主要功能是能够作为储存大量食物的容器储存食物，分泌消化液、搅拌混合食物，将食物与胃液混合以便开始消化。胃可以分泌胃蛋白酶，它能将一餐所摄入的蛋白质总量的 30% 消化成寡肽。胃还可以吸收部分水和酒精，还有部分内分泌功能。而要实现胃的上述作用，和胃的功能活动是密不可分的，胃体能周期性的蠕动，将食物逐渐推至幽门，然后进入小肠。

6. 平时说的"胃疼"是真正的胃疼吗?

专家回复：多数人会把上腹痛笼统地称为胃痛，实际上引起上腹痛的原因除了胃痛，还有常见的胰腺炎、胆囊炎，有些不典型心脏病也可以表现为上腹痛。而胃疼部位也不是很特异，一般表现为上腹正中部位的疼痛，老百姓常说的"心口窝疼"，所以，"胃疼"时要排除一下其他疾病。

7. 什么是胃癌?

专家回复：发生在胃部的癌为胃癌，起源于胃黏膜上皮，胃癌的恶性程度较高，胃癌病人的生存年限较其他消化道癌症要短。

胃癌起源于胃壁表层的黏膜上皮细胞，发病部位按顺序依次为胃窦幽门区、胃底贲门区、胃体部，随着病情发展可侵犯胃壁的不同深度和广度。大体观胃癌有多种形态，如表浅型、肿块型、溃疡型、浸润型。

恶性肿瘤的生物学行为差别很大，同样病理类型、同样病期的患者可能对治疗的反应截然不同，预后相差很大。

8. 胃癌的症状有哪些?

专家回复：胃癌早期常常仅有一些非特异性消化道症状，或者根本没有任何症状。因此，单凭临床症状，诊断早期胃癌是很困难的。进展期胃癌最早出现的症状往往是上腹痛，并常同时伴有消化不良、厌食、体重减轻。腹痛开始仅为上腹饱胀不适，餐后更甚，继之有隐痛不适，偶呈节律性溃疡样疼痛，有时这种疼痛可以被进食或服用制酸剂缓解，具有较大的隐蔽性及欺骗性。患者常有早饱感及软弱无力。早饱感是指患者虽然饥饿，但稍一进食即感饱胀不适。早饱感或呕吐是胃壁受累的表现，皮革胃或部分梗阻时这种症状尤为突出。贲门癌累及食管下段时可出现吞咽困难。并发幽门梗阻时可有恶心呕吐，溃疡型胃癌出血时可出现呕吐或黑粪，继之出现贫血。胃癌转移至肝脏可引起右上腹痛，黄疸和发热；转移至肺可引起咳嗽、呃逆、咯血，累及胸膜可产生胸腔积液而发生呼吸困难；肿瘤侵犯胰腺时可出现背部放射性疼痛。

9. 胃癌都会引起胃疼吗?

专家回复：并不是所有的胃癌都会以腹痛为典型表现。仅有30% ~ 40%的患者早期即表现出上腹疼痛（心口窝疼），而有的胃癌患者仅表现出轻微的腹部不适感，到胃癌晚期才表现出明显的腹痛。腹痛为持续性，一般的抑制胃酸药物、胃黏膜保护剂难以控制。腹痛的产生一般是由于肿瘤分泌相关因子或者侵及周围神经造成的。

301健康科普丛书——胃癌

10. 胃部不适吃药就好就肯定不是胃癌吗?

专家回复：这种想法是错误的。胃癌没有特异性症状，上腹不适、饱胀感、反酸、嗳气等即是胃癌的症状，也是胃炎等良性疾病的症状。部分胃癌合并胃炎，有时口服胃动力药、制酸药后症状明显好转，具有极大的欺骗性。有些患者因此不去医院就诊，反而贻误治疗时机。如果胃部出现问题，应该到医院进行诊断治疗，而不是自行解决。

11. 胃癌的恶性程度高吗? 其发病率、死亡率是多少?

专家回复：胃癌是消化道常见的恶性肿瘤之一，尽管近 40 年来全球胃癌发病率呈下降趋势，但发病率仍居世界第四位，死亡率位于第二位。从性别比例来看胃癌发病率男女之比是 2：1。全球每年有 100 万胃癌新发病例，近 70 万病人死于胃癌。中国是胃癌的高发地区，每年有 40 万例新发病人，占世界胃癌新发病例四成左右，近年来我国胃癌年轻化趋向更加严重。

12. 胃癌患者能活多久?

专家回复：有 30% ～ 40% 的胃癌病人能够生存 5 年，肿瘤分期越晚，生存时间可能就越短。但是这些数值仅代表具有相似情况的患者的生存情况，对于个体而言生存期可能较长也可能很短。接受胃癌根治术后的各期患者 5 年生存率大致为Ⅰ期约 90%、Ⅱ期约 70%、Ⅲ期约 30%、Ⅳ期约 10%。

专家回复:①生活习惯:高盐食物能够增加对胃黏膜的损害,经常吃盐腌食品的人更容易患胃癌,吸烟也能增加胃癌风险。②幽门螺旋杆菌(Hp)感染:Hp感染与多种上消化道疾病相关,细菌寄生在胃内易导致胃细胞破坏,促进发生癌变,是胃癌发生的相关因素。③免疫因素:正常人体中在细胞增殖过程中可能出现突变,但是很少发生癌症,是因为人体有强大的免疫系统,大量的免疫监控细胞可以识别并消灭癌细胞,但是一旦人体免疫力降低、免疫监控能力下降,很多肿瘤细胞就可以逃脱免疫监控,发展成肿瘤。④遗传因素:有调查发现,弥漫性胃癌常见于A型血的人群。同时发现胃癌又常见于有血缘关系的人群中,这也证明了遗传因素也起着重要的作用。⑤环境、地域因素:工业废气、化肥、农药等均含有致癌物质,能够引起胃癌的发生。⑥其他疾病:慢性萎缩性胃炎很早就被视为胃癌前的疾病,全国大面积的人群调查结果显示,萎缩性胃炎

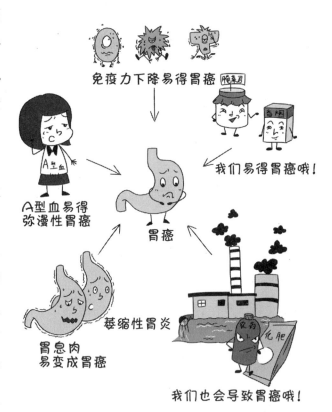

免疫力下降易得胃癌

我们易得胃癌哦!

A型血易得弥漫性胃癌

胃癌

萎缩性胃炎

胃息肉易变成胃癌

我们也会导致胃癌哦!

与胃癌的关系十分密切。部分胃息肉（详见问题46），尤其是病变直径超过2cm的息肉，其演变成胃癌几率比较高。对经久不愈的溃疡应该进行仔细的检查，以排除溃疡的恶变。

14. 胃癌是中老年人才得的病吗?

专家回复：这是一种错误的看法，胃癌的发病率虽以中老年人较高，但随着目前年轻人工作压力大，生活饮食不规律、熬夜等胃溃疡、胃炎发病率升高，加上环境污染、食品安全问题，45岁以下年轻人，胃癌发病率也逐渐形成上升趋势。目前报道青年胃癌占胃癌病人的13%左右。所以当出现不明原因的上腹部不适、腹胀、隐痛、饱胀感、食欲减退、恶心、呕吐、困倦、易疲劳、进行性消瘦、贫血、柏油样大便甚至呕血时，要及时上医院检查。青年胃癌有如下特点：

（1）青年女性发病率高于男性，女性占青年胃癌总数的60%以上，尤以26～30岁未婚或妊娠期女性发病率高，可能与青年女性雌激素分泌旺盛致癌有关。

（2）其病理分型以未分化和低分化型为主，所以大多转移早、切除率低，病程短，预后差。

（3）误诊率高，因年轻、缺乏典型症状及体征，易被忽视。

15. 胃癌与遗传有关吗?

专家回复：有一定关系。胃癌的发生是一系列基因等遗传物质改变引起的，有1%～3%的胃癌是具有家族遗传性的，属于常染色体显性遗传，此类胃癌患者往往发病比较年轻，直系亲属患胃癌的可能性比正常人群升高2～3倍。著名法国军事家政治家拿破仑·波拿巴其祖父、父亲及他本人都患胃癌，被称为 Napoleon Bonaparte 家族，是著名的遗传性胃癌家系。另外，由于家族成员生活的环境相同，不良的生活习惯也相似，因此，会出现家族中多个成员发生胃癌的家族聚集性现象。

16. 胃癌的发病与性别有关吗?

专家回复：男性胃癌发病率比女性高 2 倍。可能原因有几个：①男性工作生活压力大，生活不规律，胃炎、胃溃疡等胃病发生率都比女性高。②男性进食更快，更少细嚼慢咽，抽烟喝酒的比例也高。③可能与性别相关的遗传因素有关。

17. 胃癌与饮食有关吗?

专家回复：胃癌与饮食密切相关。高盐饮食是最主要的危险因素，此外腌制食品和剩菜剩饭中含亚硝胺，是明确的致癌物质。在冰箱广泛应用之后，胃癌发病率大大降低，证明不新鲜的食物对胃癌的发生有一定的关系。有研究表明，餐前进食新鲜蔬菜水果，有助于预防胃癌。同时饮食中蛋白含量低增加食管癌、胃癌、肝癌的风险，饮食中蛋白含量过高会增加乳腺癌、胰腺癌、大肠癌的风险，所以饮食中各成分要均衡。

18. 胃癌与微量元素缺乏有关吗?

专家回复：目前根据流行病学资料，缺硒地区胃肠道肿瘤、淋巴瘤、卵巢癌、乳腺癌、肺癌的发病率和死亡率均较高。提示缺硒是恶性肿瘤的高危因素。但是补硒会不会预防肿瘤还没有定论，什么时候补、补多少都没有定论，因此不建议盲目乱补。

19. 胃癌与吸烟有关吗?

专家回复:有关。目前吸烟与肺癌的关系已经被大家所熟知。但是可能很多人还不知道,吸烟能使任何一种癌症发生的可能性增加一倍。其中吸烟能使胃癌发病率提高 1.5 ~ 3 倍。烟中含有尼古丁,尼古丁能刺激胃黏膜,引起黏膜下血管收缩和痉挛,导致胃黏膜缺血、缺氧,从而起到破坏胃黏膜的作用。尼古丁会影响胆汁中的胆酸的反流从而引起对胃黏膜的损害,会引起胃黏膜糜烂和出血。每日吸 10 支烟的人20% ~ 30% 可患有胃炎,每日吸 20 支烟的人 40% 可患有胃炎。

20. 胃癌与血型有关吗?

专家回复:研究表明,A 型血的人容易患胃癌,弥漫型胃癌与 A 型血有联系,提示其与遗传有关。血型是红细胞表面上的抗原,与免疫系统有关,但为什么 A 型血型的人有较高的胃癌发生率目前并不清楚。

21. 胃癌与幽门螺旋杆菌感染有关吗?

专家回复:幽门螺旋杆菌感染与多种上消化道疾病相关,是慢性胃炎和消化性溃疡的主要致病因子,同时与胃腺癌及胃黏膜相关淋巴组织淋巴瘤等疾病的发生也有密切关系,是胃癌发生的相关因素。因此,清除幽门螺旋杆菌对治疗多种疾病有治疗作用。

22. 吹口气就能检查幽门螺旋杆菌吗?

专家回复:是的,C14 同位素呼气法可以检查幽门螺旋杆菌。具体方法是让患者吞服 1 个 C14 同位素药丸,然后在患者呼气中用同位素 Y

射线测定仪测出同位素 C14，以判断患者是否有幽门螺旋杆菌体的存在。因有一定的放射性损伤，美国 FDA 批准这种方法适用于成人，但严禁用于孕妇、哺乳妇女及儿童。

23. 唾液检查幽门螺旋杆菌适合哪些人群？

专家回复：胃螺杆菌感染常常复发，而复发的一个重要原因是口腔螺杆菌。唾液抗原法是测定毒性最强的 CagA 和 Vaca 基因的幽门螺杆菌释放的尿素酶，可以特异性去跟踪螺杆菌。此项技术，方法简便，不需仪器设备，适合于妇女、儿童等所有人群，也适合大面积人群的普查，更可用于判断药物治疗幽门螺旋杆菌症的治愈率的工具。

24. 胃癌会传染吗？

专家回复：胃癌本身不传染。

（1）癌症不是传染病，不可能把致癌基因传入到他人体内从而引发癌症。即使把癌细胞植入到其他人体内，由于排异反应，它也无法存活。

（2）共同生活在一起的人们由于有相同的生活环境及饮食习惯（高盐饮食等），有时胃癌表现为家族聚集性。

（3）某些致癌因素可以传染，比如幽门螺旋杆菌感染是胃癌的相关因素，如果吃饭时不分餐，幽门螺旋杆菌就可以在人群中传播。

25. 胃癌如何分期，什么是 TNM 分期？

专家回复：如何评估胃癌的早晚，这需要一个统一的标准，TNM 分期是病理分期参照的国际标准，是目前国际上最为通用的肿瘤分期系统。其中，T（"T"是肿瘤一词英文"Tumor"的首字母）指肿瘤原发灶的情况，随着肿瘤体积的增加、浸润深度增加、邻近组织受累范围的增加，依次用 T1 ～ T4 来表示；N（"N"是淋巴结一词英文"Node"的首字母）指区域淋巴结受累情况，淋巴结未受累时，用 N0 表示，随着淋巴结受累程度和数目的增加，依次用 N1 ～ N3 表示；M（"M"是远处转移一词英文"Metastasis"的首字母）指远处转移，没有远处转移者用 M0 表示，有远处转移者用 M1 表示。在此基础上，用 TNM 三个指标的组合划出特定的分期。分期越高，则病情越晚、生存期越短。TNM 分期对于制定治疗策略、各医学中心之间的疗效评价也具有重要作用。

cTNM 为临床病理分期；pTNM 为病理学 TNM 分期。

26. 国际最新胃癌病理分期是什么？

专家回复：国际最新胃癌病理分期见下表。

原发肿瘤（T）

x	原发肿瘤无法评价
T0	无原发肿瘤证据
Tis	原位癌：局限于上皮内，没有侵犯到黏膜固有层
T1a	肿瘤侵及黏膜固有层或黏膜肌层
T1b	肿瘤侵及黏膜下层
T2	肿瘤侵犯固有肌层
T3	肿瘤穿透固有肌层到达浆膜下层
T4a	肿瘤侵犯浆膜层
T4b	肿瘤直接侵犯或粘连于其他器官或结构

区域淋巴结 (N)

Nx	区域淋巴结无法评价
N0	无区域淋巴结转移
N1	有 1 ～ 2 枚区域淋巴结转移
N2	有 3 ～ 6 枚区域淋巴结转移
N3a	有 7 ～ 15 枚区域淋巴结转移
N3b	有 ≥ 16 枚区域淋巴结转移

远处转移（M）	
M0	无远处转移
M1	有远处转移

期别	T	N	M
0	Tis	N0	M0
ⅠA	T1	N0	M0
ⅠB	T2	N0	M0
ⅠB	T1	N1	M0
ⅡA	T3	N0	M0
ⅡA	T2	N1	M0
ⅡA	T1	N2	M0
ⅡB	T4a	N0	M0
ⅡB	T3	T1	M0
ⅡB	T2	T2	M0
ⅡB	T1	T3	M0
ⅢA	T4a	N1	M0
ⅢA	T3	N2	M0
ⅢA	T2	N3	M0
ⅢB	T4b	N0	M0
ⅢB	T4b	N1	M0
ⅢB	T4a	N2	M0
ⅢB	T3	N3	M0
ⅢC	T4b	N2	M0
ⅢC	T4b	N3	M0
ⅢC	T4a	N3	M0
Ⅳ	任何T	任何N	M1

27. 胃癌临床分期是什么？怎样评估胃癌临床分期，它有何意义？

专家回复：虽然手术后由病理科医师检测手术标本得到的分期（病理TNM分期，pTNM）最为准确，但它无法指导术前综合治疗方案的选择，因此就出现了一种不完善的术前粗略分期方法，即还是根据TNM分期系统的T、N、M分期标准，只不过T和M分期比较准确（可通过

术前各种检查来较准确评估），而 N 分期只能很粗略估计，故称为临床
TNM 分期（cTNM），也称术前分期。胃癌临床分期主要是通过内镜超声、
CT、PET/CT、磁共振以及腹腔镜等诊断性检查手段评估。内镜超声（EUS）、
CT、磁共振可用于评估胃癌的浸润深度（T 分期），也可用于估计区域
淋巴结的受累情况（N 分期），CT、PET/CT、腹腔镜探查及脱落细胞
检查术可以判断胃癌有无远处转移（M 分期）。胃癌临床分期是实施胃
癌综合治疗方案的需要，在胃癌术前评估的基础上，不同分期可选择相
应的治疗方案。

28. 什么是早期胃癌?

专家回复：胃癌刚发生时，局限在黏膜内或黏膜下层的较浅的位置，
称为早期胃癌。在临床上，早期胃癌包括 0 期（TisN0M0），ⅠA（T1N0M0）、
ⅠB（T1N1M0）患者。早期胃癌占我国胃癌的 10%，其临床症状不明显，
需要通过胃镜检查才能发现，其中超声内镜诊断最为准确。

29. 什么是进展期胃癌?

专家回复：胃癌发展时间较长，癌在胃壁中浸润深度大于早期胃癌，
侵犯较深处的肌层、浆膜等胃壁组织或转移到胃以外组织器官称为进展
期胃癌，也可以说是中晚期胃癌。在我国大家不注意进行胃镜筛查的重
要性，所以被发现时往往已是进展期胃癌。

30. 胃癌怎么分类?

专家回复：胃癌有不同分期，按照形态又分为几种类型。

（1）早期胃癌指仅限于黏膜及黏膜下层的胃癌，而不论其大小。

可分隆起型（Ⅰ型）、浅表型（Ⅱ型）和凹陷型（Ⅲ型）三型。Ⅱ型中又分Ⅱa（隆起表浅型）、Ⅱb（平坦表浅型）及Ⅱc（凹陷表浅型）三个亚型。以上各型可有不同的组合。早期胃癌中直径在 5 ~ 10mm 者称小胃癌，直径 <5mm 称微小胃癌。早期胃癌和进展期胃癌均可出现上消化道出血，常为黑便。少部分早期胃癌可表现为轻微的上消化道出血症状，即黑便或持续大便隐血阳性。

（2）中晚期胃癌也称进展型胃癌，癌性病变侵及肌层或全层，常有转移。①蕈伞型（或息肉样型）：约占晚期胃癌的 1/4，癌肿局限，主要向腔内生长，呈结节状、息肉状，表面粗糙如菜花，中央有糜烂、溃疡，亦称结节蕈伞型。癌肿呈盘状，边缘高起，中央有溃疡者称盘状蕈伞型。②溃疡型：约占晚期胃癌的 1/4。又分为局限溃疡型和浸润溃疡型，前者的特征为癌肿局限，呈盘状，中央坏死。常有较大而深的溃疡；溃疡底一般不平，边缘隆起呈堤状或火山口状，癌肿向深层浸润，常伴出血、穿孔。浸润溃疡型的特征为癌肿呈浸润性生长，常形成明显向周围及深部浸润的肿块，中央坏死形成溃疡，常较早侵及浆膜或发生淋巴结转移。

（3）浸润型：此型也分为两种，一种为局限浸润型，癌组织浸润胃壁各层，多限于胃窦部，浸润的胃壁增厚变硬，皱襞消失，多无明显溃疡和结节。浸润局限于胃的一部分者，称"局限浸润型"。另一种是弥漫浸润型，又称皮革胃，癌组织在黏膜下扩展，侵及各层，范围广，使胃腔变小，胃壁厚而僵硬，黏膜仍可存在，可有充血、水肿而无溃疡。

（4）混合型：同时并存上述类型的两种或两种以上病变者。

（5）多发癌：癌组织呈多灶性，互不相连。如在萎缩性胃炎基础上发生的胃癌即可能属于此型，且多在胃体上部。

31. 胃癌彻底手术后，还会复发吗?

专家回复：胃癌是可以复发的，即使是进行了根治性胃癌手术。胃癌复发是指手术后在残胃、吻合口，或者是周围淋巴结及肝脏、腹膜等处再次发生了相同类型的肿瘤。可能与以下因素有关：

（1）手术中无法根治性地切除。肿瘤接受手术治疗前，胃癌已经属于较晚期，癌肿已穿透胃壁，侵及腹腔和邻近的器官组织，如肝脏、肠系膜等；或经淋巴组织转移至远处，潜在的癌灶遍布全身，这些患者往往术后不久便出现复发。

（2）未进行标准的胃癌根治手术及综合治疗。有少数医生只注重近期疗效，单纯从创伤角度出发，不恰当地缩小胃癌根治的手术范围，以致腹腔内残留了少量的肉眼难以发现的癌肿组织或转移淋巴结。他们在术后近期常恢复得很好，但过了一段时期，就会出现癌肿复发。

（3）患者的生活习惯不良，特别是一些饮食习惯，以为手术后就彻底康复了，于是经常食用一些烧烤、辛辣或富含亚硝酸的食物，迅速诱导了胃癌的复发。

（4）未按照医生的建议进行标准的术后辅助治疗及随访检查。

32. 胃癌最常见转移部位有哪些，主要有哪些转移途径?

专家回复：胃癌最常见的转移部位是肝脏、肺脏、腹膜、卵巢、周围淋巴结等。胃癌的转移途径主要有以下几种：

（1）直接浸润：胃癌可直接侵及邻近组织、器官。癌组织向胃壁浸润：可侵入血管、淋巴管，形成癌栓。还可侵及食道下端、十二指肠，也可直接蔓延波及周围脏器等。

（2）血道转移：多发生于胃癌晚期，常见受累器官为肝脏、肺。癌细胞一旦进入血液循环，可在骨、脑、肾上腺、肾、脾、甲状腺及皮肤等形成转移灶。胃癌的肝转移较为常见。

（3）淋巴道转移：是胃癌最常见的转移方式，随着癌瘤侵犯的深度

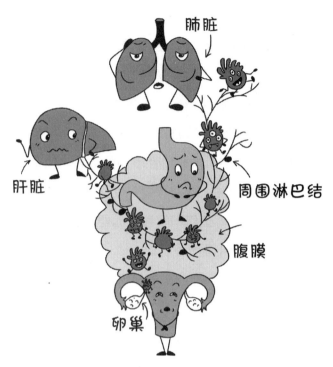

胃癌最常见的转移部位

及广度的增加，淋巴结的转移也逐渐增加，如左锁骨上淋巴结转移常见。

（4）腹腔种植性转移：胃癌侵及浆膜可脱落在腹腔内引起种植。见于腹腔、肠系膜、肠壁和盆腔，均属于疾病晚期。临床上癌性腹膜炎、大量的血性腹水、肠腔压迫梗阻等都是由胃癌转移而来。

胃癌转移后会引起相应部位的症状，一旦发现情况，应立即就诊，不能再延误，可到医院做血肿瘤标志物检查、胃镜、CT、PET/CT 等检查，尤其是 PET/CT 检查胃癌转移比较敏感。

301健康科普丛书——胃癌

33. 胃癌转移后还能治吗?

专家回复:胃癌转移后治疗的目的一是延长生命,二是减轻痛苦。转移性胃癌是全身性疾病,主要治疗方法是化疗。此时,手术已经达不到根治的目的,但是,有些复发转移胃癌可能并发出血、梗阻,需要手术缓解症状,改善生活质量。

34. 胃癌肝转移还能手术吗?

专家回复:早期认为胃癌肝转移一般不能手术治疗。但是目前认为某些情况下胃癌肝转移可以考虑手术,减轻肿瘤负荷,患者具有明显的生存获益。

胃癌肝转移手术治疗可以分为:"治愈性"手术和胃癌姑息性切除术。"治愈性"手术意味着实施针对原发癌灶的胃癌根治性切除联合肝转移灶切除。原则上,同时性胃癌肝转移患者无腹膜种植和远处转移、异时性胃癌肝转移患者无肝外复发灶,原发和转移病灶能获得根治性切除且切除后可保证肝功能耐受的情况下,都可以选择手术治疗。

若转移灶呈多灶转移甚至弥漫波及多个肝叶,则无法进行根治性手术,采取姑息性手术目的在于减轻患者肿瘤负荷及减少因癌瘤引起的梗阻、出血或穿孔等并发症的发生,以利于提高患者生存质量,延长患者存活时间。

35. 胃癌可以转移到卵巢吗?

专家回复:胃肠道肿瘤可以转移到卵巢,称为库肯伯格瘤。患者年龄多小于 50 岁,未绝经女性。可能是绝经前女性卵巢血运丰富,部分胃癌具有雌激素依赖性，进而导致胃癌卵巢转移的可能性增加。胃癌卵巢转移有如下规律：双侧卵巢受累多见，一般报道双侧卵巢转移占60%～80%，病理类型以印戒细胞癌多见。

36. 胃癌是怎么转移到卵巢的?

专家回复：在过去卵巢转移被认为是种植转移，但是随着研究的深入，人们发现一些规律：有些胃癌局限在胃壁内，未突破浆膜时已有卵巢转移发生；癌细胞在卵巢髓质内生长，其表面有一层厚的包膜，转移癌很少开始于卵巢表面；输卵管常同时有转移且多表现为镜下淋巴管内癌栓。由此人们推测胃癌卵巢转移途径是通过淋巴转移。

37. 胃癌卵巢转移有什么症状?

专家回复：胃癌卵巢转移患者常常因腹痛、腹胀、腹部肿块就诊。少数病人会出现阴道流血。超声检查有较高的诊断率，但是不能确诊。有些胃癌很小即发生卵巢转移，以至于很多因为卵巢肿瘤手术的患者最后经病理诊断证明为印戒细胞癌，继续检查才发现胃癌存在。

38. 做过胃大部切除术的患者是不是不容易患胃癌?

专家回复: 很多人会认为因为溃疡等良性病变进行胃大部切除术后，早期患胃癌的几率会降低，但是胃大部切除术后 5 年、或者胃癌根治胃大部切除术后 15 ～ 20 年，残胃的癌变风险会增高。由于胃大部切除术后结构改变引起胆汁反流、胃蠕动功能降低，胃肠上皮化生的机会大大增加，进而增加胃癌风险。而且胃切除手术后，胃酸分泌减少，导致能产生亚硝酸盐的细菌增多。所以接受过胃部切除手术的人，手术 5 年后，应每年接受一次胃镜检查。

39. 胃的癌前病变有哪些?

专家回复：癌前病变是指有癌变倾向的良性疾病，及早识别、防治癌前疾病和癌前病变，是降低胃癌发生率和死亡率的有效方法。

癌前病变主要有：①慢性萎缩性胃炎是公认的癌前病变，癌变率可达 10%；②胃息肉，直径 >2cm 且基底较宽者癌变率高；③胃部分切除者易患残胃癌；④其他癌前病变，如巨大胃黏膜肥厚症，疣状胃炎等；⑤家族性多发性息肉症，除发生结直肠癌的机会较大外，产生胃癌的几率亦较高。

40. 怎样预防胃癌?

专家回复：胃癌的预防分为三个阶段。

（1）一级预防。首先要纠正不良的生活习惯，应避免进食粗糙食物，不吃烫食，不过快进食，避免对上消化黏膜的机械损伤。少吃或不吃盐腌食物，不吃霉变食物，少吃烟熏、油炸和烘烤食物，减少致癌物的摄入，不抽烟，多吃新鲜蔬菜水果，多饮牛奶。幽门螺旋杆菌感染是胃癌高发因素之一，幽门螺旋杆菌感染者发生胃癌的危险性较非感染者高 4 ~ 6 倍，因此预防或治愈幽门螺旋杆菌感染，是预防胃癌的重要步骤。

（2）二级预防。即早发现、早诊断、早治疗。加强对胃癌高危人群的监控，如慢性萎缩性胃炎、慢性胃溃疡、胃息肉、术后残胃、恶性贫血和幽门螺旋杆菌相关胃病等患者。对于有胃癌家族史、40 岁以上胃病久治不愈患者，应定期复查，对这些癌前病变者应通过 X 线、纤维胃镜黏膜活检进行监测，一经确诊，尽早争取综合治疗，将胃癌消灭于萌芽状态。

（3）三级预防。即对中晚期胃癌患者加强综合治疗，延长生存时间，对晚期病例要减轻病人的痛苦，提高生活质量。

41. 生活中怎样预防胃癌?

专家回复：预防胃癌的发生要做到以下几点：

（1）平时要多吃蔬菜、水果，少吃高盐饮食，这样可以减少硝酸盐及亚硝酸盐的摄入。每天早上喝一碗稀粥，减少胃炎及胃溃疡的发生。另外，多吃富含维生素 A 的食物。维生素 A 多存在于动物心、肝、瘦肉以及新鲜蔬菜中，它能提高机体免疫力，杀伤癌细胞。维生素 C 能抑制亚硝酸盐与胺结合，阻止外来致癌物在肝内活化，除其毒性。

（2）不抽烟，少饮酒。抽烟能增加胃癌风险，大量饮酒可破坏胃黏膜增加胃炎、胃溃疡的危险。研究显示，抽烟者戒烟 10 年后，就能恢复到一般人患胃癌的几率。

（3）多运动、保持身心健康。多运动、保持心情开朗，可增强免疫力，减少生成各种肿瘤的机会。

42. 吃药能预防胃癌吗?

专家回复：预防胃癌主要从生活习惯入手，吃药主要治疗与胃癌发生相关疾病，如：①治疗慢性萎缩性胃炎能降低癌变的危险；②抗幽门螺旋杆菌治疗可以改善症状，减少胃癌风险。幼年时期感染幽门螺旋杆菌，成年后患胃癌的风险增加 3 倍，所以在幼年幽门螺旋杆菌感染的病人，清除幽门螺旋杆菌治疗意义更大。

43. 如何治疗癌前病变?

专家回复:癌前病变是肿瘤的警钟,发现癌前病变后需要加强监视、积极治疗,一旦发现有恶变需尽早手术处理。胃癌的很多癌前病变是很容易发现和诊断的。如慢性萎缩性胃炎、慢性胃溃疡、腺瘤型胃息肉、残胃炎、疣状胃炎、肠化生等。胃癌的发生是从癌前病变逐渐演变的过程,因此一旦发现癌前病变,就应积极治疗,可有效降低胃癌发生率。幽门螺旋杆菌感染者与慢性胃炎与胃黏膜淋巴瘤增殖有着密切的关系,根治幽门螺旋杆菌能有效降低胃癌发生率。

44. 儿童需要预防胃癌吗?

专家回复:胃癌的发生与不良生活习惯密切相关,应该在儿童时期养成良好的生活、饮食习惯,注意个人卫生,避免幽门螺旋杆菌感染,如果幼年时期感染幽门螺旋杆菌,成年时患癌的几率增加 3 倍,所以一旦感染应积极治疗并彻底清除幽门螺旋杆菌。

45. 有预防胃癌的疫苗吗?

专家回复:目前暂时没有有效针对胃癌的预防性疫苗。癌症疫苗是通过利用肿瘤细胞表面相关抗原,来唤醒人体针对癌症的免疫反应,利用人体自身的力量,进而消灭肿瘤。胃癌的疫苗还处于研究阶段,这些抗原只能激发起微弱的免疫系统反应。但癌症疫苗是一个美好的愿景,在将来必将实现。

46. 除了胃癌，胃还有哪些肿瘤?

专家回复：除了胃癌以外，胃部还常见胃息肉、胃恶性淋巴瘤、胃间质瘤等肿瘤。

息肉是指从正常黏膜表面突出的异常生长的组织，在没有确定病理性质前统称为息肉。胃息肉的发生率随年龄增加而上升，大约 60% 以上的息肉出现在 60 岁以后的人群。男性和女性的发病率相当。幽门螺旋杆菌感染率高的地区和人群胃息肉发病率也比较高，可以推测幽门螺旋杆菌可能与胃息肉发生有关。胃息肉一般没有任何症状，少数病人因息肉而长时期慢性失血，出现贫血。靠近幽门生长的较大的息肉还可以引起幽门的梗阻，表现为剧烈的恶心、呕吐、腹痛等症状。电子胃镜是主要的检查方法。

胃部可以发生恶性淋巴，其起源于黏膜下的淋巴组织。病灶较小时可以没有症状，病灶长大后可以产生梗阻、出血等症状，可以伴有或不伴有发热。根据情况行手术切除，以及放化疗。

胃肠间质瘤（gastrointestinal stromal tumors ,GIST）是胃肠道最常见的间叶组织来源的肿瘤，区别于胃癌的上皮组织来源的肿瘤，由突变的 c-kit 基因驱动；组织学上多由梭形细胞、上皮样细胞，偶或多形性细胞组成，排列成束状或弥漫状图像，免疫组化检测通常为 CD117 或 DOG-1 表达阳性。

47. 胃间质瘤常见吗?

专家回复：GIST 发病率占胃肠道肿瘤的 0.2%，相对少见。男女比例相差不大，高发年龄是 55 ~ 65 岁，小的病灶往往没有症状，随着肿瘤长大，可出现溃疡、出血。恶性间质瘤可以伴有发热、体重减轻。发生在胃的间质瘤可以分为良性、低度恶性、重度恶性、高度恶性等几种类型。出现出血、梗阻的病灶必须手术。手术后可以根据病例评分判断复发转移的危险度，决定是否选用生物靶向治疗药物。如格列卫，可用于肿瘤手术切除后的辅助治疗，复发转移或不可手术切除的 GIST 患者的标准的一线治疗。

48. 什么是黑斑－息肉综合征?

专家回复：黑斑－息肉综合征是一种遗传性疾病（Peutz–Jeghers Syndrome，简称 P–J 综合征），临床表现是口唇、四肢末端黑斑伴有结肠息肉，间断腹痛、便血。有时息肉可以分布于整个消化道，主要是小肠。这种息肉本身不恶变，但是如果并发肠梗阻、肠套叠则需要手术。

49. 什么是恶性黑棘皮病? 与胃癌有什么关系?

专家回复：黑棘皮病又称为黑色素角化病，临床上分良性、恶性。恶性黑棘皮病，大多伴有体内消化道腺癌，以胃癌为常见。有报道黑棘皮病可伴发的内脏肿瘤中胃癌可达 64%，黑棘皮病常在原发病确诊之前出现，是诊断胃癌的早期线索。他的临床表现为皮肤逐渐变为淡棕褐色，呈乳头肥大，伴有痛痒性色素沉着的柔软的疣状病变，皮肤皱褶处角化过度，常对称发生于身体皱襞处（如腋窝、颈、会阴、生殖器、股内侧）、脐和肛周，黏膜与手脚背亦可受累，且随癌肿加重而呈进行性加剧，有时肿瘤病切除后皮肤变化即消退，但癌复发时又再出现。

50. 什么叫副癌综合征?

专家回复：副癌综合征原指肺癌的非转移性的肺外症状，胃癌也有副癌综合征，包括反复发作的表浅血栓静脉炎及过度色素沉着；黑棘皮症，皮肤褶皱处有过度色素沉着，尤其是双腋下；皮肌炎，膜性肾病，累及感觉和运动通路的神经肌肉病变等。此类全身表现可先于癌肿本身所引起的症状出现，而且随着原发灶的演变而变化。在肿瘤尚未暴露之前即有本征，可成为早期诊断的线索；副癌综合征出现提示患者预后不良；治疗肿瘤后本症可随之消失，如再出现，则提示肿瘤的复发，故可作为监测肿瘤复发的一个依据。

51. 什么是类癌综合征?

专家回复：类癌是好发于消化道的一种肿瘤，以往被认为是良性肿瘤，但是现在已经被确认为是恶性肿瘤，但是病程缓慢，长达 15～20 年。主要临床表现为：面部潮红、腹泻。当发生于胃癌时，往往不伴有腹泻。诊断主要依据尿 2-羟色胺检测，X 线、超声、CT 等。没有转移的肿瘤行手术治疗，症状严重或伴有转移的患者需要内科对症治疗。

第二篇
就诊指南

第一章
门诊检查

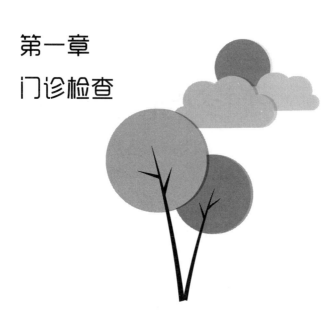

1. 哪些情况该怀疑自己胃坏了?

专家回复：胃的结构或者功能出现异常时，一般会出现下列一种或者几种不适：恶心、呕吐，上腹隐痛、不适，进食后饱胀，食欲下降、纳差，乏力、消瘦，呕血、黑便等。当患者出现上述症状且持续不缓解时，可考虑去医院做相关检查，明确病因。

2. 有哪些症状产生时可能高度怀疑胃癌发生,需到医院做进一步检查?

专家回复：若出现上腹持续隐痛不适，进食困难或进食后呕吐，呕血、黑便，短期内体重下降，触及上腹包块等情况应该引起重视，及时到医院的相关部门就诊，查明原因。

3. 到了医院找谁看?

专家回复：出现胃部不适的患者，到了医院后需要先到消化内科普通门诊进行查体，初步诊断，完善辅助检查，若发现有内科问题会给予相应的药物治疗或者建议到消化内科专家门诊进一步诊疗，若存在外科问题，会建议到外科专家门诊就诊，制定下一步诊疗方案。

4. 我一定要找专家吗?

专家回复：首次就诊时一般不需要到专家门诊就医。由于医疗资源匮乏，专家门诊挂号及就诊非常困难。然而对于一些常规疾病的诊疗，普通门诊会给出同样的解决方案，况且在首次就诊时，患者往往不知道自己疾病的轻重，且手头的检查资料等还不完善，非常不利于最后的诊断，因此先在普通门诊进行初步诊断后，存在简单问题立即处理，存在复杂问题及时转诊到专家就诊是最合适的方式。

5. 得了胃癌怎么办?

专家回复：若在确诊胃癌后，首先应该选择普通外科或者胃癌外科的专家就医，明确有无手术的可能性。若胃癌分期较晚，经外科专家确认错过了手术时机，则应该到肿瘤内科或者消化内科的专家门诊就医，分析确立下一步保守治疗方案。

6. 胃癌易与哪些疾病混淆?

专家回复：早期胃癌没有特异性症状，和胃炎、胃溃疡不易鉴别，都表现为上腹不适、饱胀感、反酸、嗳气、隐痛。有的症状不典型的胃癌可表现为针刺样疼痛，在生气时加重，口服硝酸甘油可缓解，极易误诊为心脏病。

7. 胃癌最终靠谁来宣判?

专家回复：胃癌最敏感直观的检查方式是胃镜检查，胃镜下能够发现胃黏膜的异常变化，最终通过病理活检进行病理学观察确诊胃癌。病理检查是诊断胃癌的金标准。

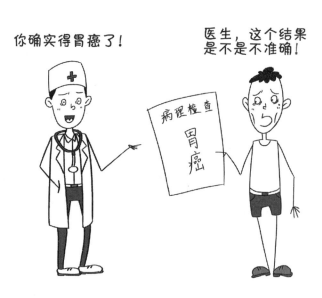

8. 什么是病理检查?

专家回复：病理检查是用以检查机体器官、组织或细胞中的病理改变的病理形态学方法。首先观察大体标本的病理改变，然后切取一定大小的病变组织，用病理组织学方法制成病理切片，用显微镜进一步检查病变。主要包括：脱落细胞学检查，如腹腔脱落细胞学检查；活体组织检查，即病理活检。

9. 什么是病理活检?

专家回复：病理活检就是从患者身体的病变部位取出适量组织（根据不同情况可采用钳取、切除或穿刺吸取等方法）或手术切除标本制成病理切片进行病理检查，观察细胞和组织的形态结构变化，以确定病变性质，做出病理诊断，称为病理活检。如，胃镜检查时发现病灶后可以钳取部分组织进行病理检查。

10. 通过抽血化验能普查胃癌吗?

专家回复：抽血化验检查肿瘤标志物，可以为胃癌诊断提供线索。也可以作为复发转移监测的参考数据。常见的消化道肿瘤标志物有 CEA、AFP、CA19-9 等，其中 CEA 在 40% ~ 50% 的胃癌患者中升高，AFP 和 CA19-9 在 30% 的胃癌患者中升高。当发现肿瘤标志物超过正常范围时，先不要惊慌，很多肿瘤标志物都是正常组织代谢产物，但是一定要重视，应该进行相应的检查，如果检查未发现异常则每月复查，如果进行性升高，则进行更加详尽的检查，必要时进行 PET/CT 检查。

11. 大便潜血检查对胃癌普查有什么意义？

专家回复：大便潜血检查是一种简单易行、痛苦较小的检查方法。消化道少量出血（5ml）即可出现大便潜血阳性，胃癌等消化道肿瘤由于组织脆、表面溃疡等原因会出现多次、少量出血，这时大便性状不会发生显著变化，但是潜血实验阳性。如果连续多次检查大便发现潜血试验阳性应该进一步检查，以除外消化道病变。

12. 大便潜血实验检查应该注意什么？

专家回复：大便潜血实验通过检查红细胞经过消化道被消化后的产物来判断出血情况，所以食物中的红细胞成分会影响检查结果，会造成假阳性。所以检查前3天避免进食红肉、动物肝脏、血制品。而少量间断的消化道出血也可能出现假阴性结果，所有大便潜血实验需要多次检查。

13. 上消化道造影能看啥？

专家回复：上消化道造影是消化道疾病常用的检查方法，是指十二指肠以上部分的消化道造影检查，检查的部位包括口咽、食管、胃和十二指肠。检查前禁食禁水，造影时一般会吞入造影

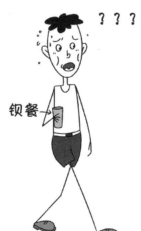

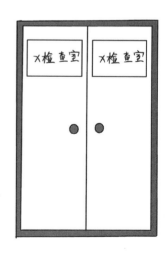

造影检查看啥呢？

301健康科普丛书——胃癌

剂，多为钡餐检查或者碘水造影。能显示消化道内黏膜异常病变，观察胃壁的运动形态，较好显示病变的部位（此点利于手术策略的制定）。其价格低廉，检查方便，但是诊断率略低，是常用的消化道疾病普查手段，发现异常时需要进一步进行 CT 及胃镜等检查。

14. 上消化道钡剂造影前需要准备什么?

专家回复：前一天晚上 20:00 后开始禁食禁水，第二天空腹检查。造影前口服产气粉，使胃扩张，造影剂常用硫酸钡混悬剂。幽门梗阻的患者需要提前下胃管，抽出潴留的胃液。

15. 为什么做上消化道造影时病人要翻滚?

专家回复：检查时嘱病人翻滚是为了使钡剂充分均匀得涂抹于各部位黏膜，也便于从不同角度观察食道、胃底、胃体、胃窦等部位的病变。

16. 上消化道钡剂造影有哪些优缺点?

专家回复：上消化道钡剂造影就是经过吞食糊状显影剂后，通过钡剂在经食管到达胃、十二指肠部位的显影过程来进行上消化道疾病的诊断方法。相对于胃镜，上消化道钡剂造影痛苦小，但是对于微小的病变识别率较低。而且钡剂需要经过一段时间才能排出，可能影响近期的CT 检查。

17. 最靠谱的检查手段是什么?

专家回复：胃镜检查是目前检查胃部疾病最敏感的手段。胃镜检查时影像被放大，医生可以非常清楚直观地观察食道、胃黏膜及十二指肠表面，无死角，必要时还可以在病变部位取小块组织做病理检查，是其他仪器不能替代的。小的息肉可以在直视下用高频电刀切除，免除后患。总的来说，胃镜检查时间只需要 2 ～ 3 分钟，诊断率高，是检查胃病的首选方法。

 18. 哪些人不适合做胃镜?

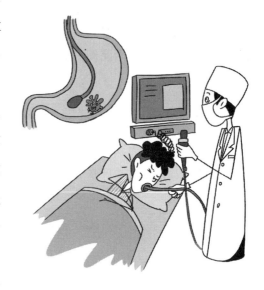

专家回复：血压过高、心肺功能不全；消化道大出血，血压不稳；严重出血倾向；重度脊柱畸形；消化道巨大憩室。上述患者因存在较大风险尽量不做胃镜。以下患者绝对不能做胃镜：休克患者在休克纠正前；消化道穿孔的患者；急性消化道炎症；腐蚀性胃炎患者；脑梗脑出血患者。

 19. 胃镜前应该准备什么?

专家回复：①检查前晚 12 : 00 点后禁食禁水。②钡餐检查后 3 天再行胃镜检查，由于钡剂可能附于胃肠黏膜上，特别是溃疡病变的部位，影响观察。③检查前需先做乙肝丙肝等感染相关指标检查，以避免交叉感染。④带心电图检查结果（60 岁以上者必须有）。⑤需要携带近 3

个月内的血常规检查、凝血功能检查、传染病血清四项（包括乙肝、丙肝、梅毒和艾滋病抗体）。⑥进入检查室后，松开领口及裤带，取下假牙及眼镜，取左侧卧位。

20. 做胃镜难受吗?

专家回复：检查时用鼻吸气，口呼气；口水流出，切勿下咽以免造成呛咳。入镜后，身体及头部不能转动，以防损坏镜子并伤害内脏。对有不适感觉要有心理准备，如恶心、腹胀、腹部绞痛，应适当忍耐、配合检查。确实不能忍受，可用手势向施术者（医生或护士）示意，以便采取必要措施。

21. 胃镜检查后应该注意什么?

专家回复：检查完毕先吐出唾液。因咽部麻醉，检查后咽部会有异物感，切勿剧烈咳嗽，少说话。由于检查时注入一些空气，虽然在退出胃镜时已吸出，但有些人仍有明显腹胀感，嗳气较多，为正常现象。因为麻醉作用未消失，过早进食容易呛咳，故检查后1小时方可进食水。如进行病理检查，应在检查2小时后进温凉半流质或软烂食物一天，以免粗糙食物对胃黏膜创面摩擦，造成出血。检查后1～4天内，可能感到咽部不适或疼痛，但多无碍，可照常工作，如果疼痛剧烈可回医院就诊。

22. 什么是胶囊内镜?

专家回复：胶囊内镜主要用于检查肠镜无法到达的小肠。胶囊内镜检查分为吞服胶囊、记录与回放观察三个过程。患者无疼痛、无须麻醉、无须住院,行动自由,不耽误正常的工作和生活。而且胶囊为一次性使用,避免交叉感染,且检查过程无痛无创;外壳采用不能被消化液腐蚀的医用高分子材料,对人体无毒、无刺激性,能够安全排出体外。胶囊内镜最大的优点是能够清楚地观察到胃、结肠、胃镜和肠镜无法到达的小肠。

23.哪些人不适合做胶囊内镜?

专家回复:不明确或怀疑有胃肠梗阻、消化道畸形、消化道穿孔、狭窄及瘘管者;严重吞咽困难者;各种急性肠炎、放射性肠炎;妊娠;体内植入心脏起搏器或其他电子仪器者;对高分子材料过敏者;18岁以下、70岁以上患者;严重精神疾患不能配合检查者。

24.胶囊内镜之前应该做好哪些准备呢?

专家回复:进行胶囊内镜检查的前两日,开始进食医生规定的易消化食物;从进行胶囊内镜检查的前一日中午11:00后进食无渣食物,18:00后进食全流食物,20:00后禁食;在进行胶囊内镜检查前24小时禁烟。

25.得了胃癌为什么要检查肛门?

专家回复:在女性病人,盆腔脏器之间的腹膜反折移行,在直肠与子宫之间形成深浅不等的陷凹为直肠子宫陷凹。在男性病人这个陷凹在膀胱与直肠之间,这是男性骨盆腔内最低部位腹腔积液时,液体的积存部位。胃癌病灶一旦穿破浆膜,癌细胞就容易脱落,终止在腹腔、盆腔。直肠子宫(膀胱)陷凹是易于种植转移的部位之一,所以胃癌患者常规要进行直肠指诊。

26. 普通人群怎样进行胃癌普查?

专家回复:普通人每年常规查体,包括血尿便常规,肿瘤标志物检查,行腹腔超声。如果发现贫血、大便潜血阳性或肿瘤标志物异常要进一步检查。40 岁以上人群如果有胃部不适、及原有胃部疾病症状改变要进行胃镜检查。高危人群最好每 2 ~ 3 年做一次胃镜检查。

27. 存在胃病史的患者如何普查,哪些病史需要着重监视?

专家回复:①遗传性胃癌家族成员需要在 20 岁开始,每年进行胃镜检查。若已确诊携带 CDH1 突变基因的成员,需进行积极的预防性胃切除。②具有胃溃疡及胃慢性萎缩性胃炎的患者需要每 1 ~ 2 年进行胃镜及血肿瘤标志物的检查。③胃腺瘤有很高的癌变率,胃腺瘤病人首先要切除所有腺瘤,然后要进行电子胃镜随访,因为此类疾病存在一定的复发率。而且腺瘤漏诊的比率在 10% 左右,所以确诊腺瘤的患者每 3 年要复查胃镜。如果既往患有腺瘤癌变随访间隔时间应该缩短。

第二章
入院准备

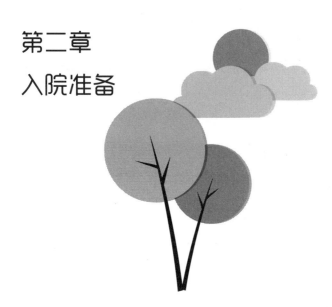

 1. 胃癌一定要住院吗?

专家回复:胃癌患者一般需要住院治疗。胃癌的治疗是以外科手术为主的综合治疗,当确定需要手术时,需要积极准备住院进行手术治疗。而进行其他的辅助治疗时应该依据方案决定,一般的放化疗需要在医院进行,而口服单药化疗则不需住院。

 2. 怎么办理入院?

专家回复:不同的医院办理入院的手续略有不同,但是基本的流程如下:①首次就诊需在门诊就诊,确认需要住院后,由门诊医生开具住院申请单,详细填写本人信息;若是第二次入院,请联系之前的主管医生办理住院申请。②携带住院申请单到住院管理部门预约登记，等候床位。③预约到床位后，住院管理部门通知患者办理入院手续，支付住院押金。④携带手续到病房护士站报到，熟悉病房环境，等待治疗。

3. 我需要预约很久，能等得起吗?

专家回复：得知自己患了胃癌，患者往往很着急，每等一天就会增加一份焦虑，好像时刻都能感觉到肿瘤在发展、转移。实际上肿瘤的发生发展是需要一个较长时间过程的，在检查、等待治疗的过程，肿瘤一般不会因为等了一两周而发生质的变化。

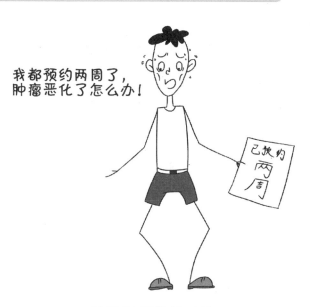

我都预约两周了，肿瘤恶化了怎么办!

已预约两周

肿瘤发展需要时间

4. 住院前需要准备什么?

专家回复：一般在预约住院后，就应按照住院医生的嘱托进行必要的准备。

（1）身体准备：住院前需要注意休息，加强营养，戒烟禁酒，必要时进行适当的锻炼，加强身体贮备。停用抗凝的药物，继续口服减压、降糖的药物控制血压、血糖等。

（2）心理准备：积极调整心态，可以通过查询相关科普知识，了解住院的一般情况，从而消除对医院的陌生感，对疾病、手术及住院治疗的恐惧感。

（3）检查材料准备：按照医生的嘱托，将需要在住院前门诊检查的项目尽量检查齐全，并在住院时准备好所有的检查资料。一般包括：上消化道造影、腹部 CT、胃镜、病理检查结果等，其余的检查可以在入院后完成。

（4）日常用品准备：不同的医院对日常用品的提供不同，预约住院时可以提前了解本医院情况，很多医院会给出住院准备的明细单。一般需要准备餐具、洗漱用具、拖鞋、干净内衣裤等。

5. 住院后需要了解什么?

专家回复：入院后的第一件事情就是由护士为您介绍病房环境，您要了解您床位在病房的位置、医护办公室位置、换药室、处置室、开水间、安全通道等位置。

然后，您要记清您的主管医生及责任护士。一般您的主管医生只有一人（不是主任），责任护士也只有一人（不是护士长），他们对您住院期间的事情直接负责，您的需要可以和他

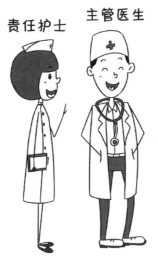
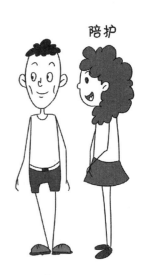

责任护士　主管医生　　　　　陪护

医护分工

们直接沟通。而主任及护士长带领的团队负责患者整体治疗方案的制定及实施。

6. 治疗方案谁来定？

专家回复：当胃癌确诊，术前综合评估完成后，就应该由胃癌外科专家及肿瘤内科或消化科专家制订治疗方案。在大型综合型医院，复杂肿瘤的治疗方案一般是由一个团队制定完成的，团队包括外科医生、肿瘤内科、放疗科、病理科医生等。

在治疗方案制定的同时，医生提供专业的指导，患者及家属可以提出自己的想法。最终医生会依据患者自身的情况，在标准化综合治疗的前提下，制定最为个体化的方案。

7. 我需要住多少天院，手术由谁来完成？

专家回复：住院的总天数是不确定的，一般在手术后 10 ~ 14 天，病情恢复顺利可以出院。而术前预约手术的天数可能有所变动，一是因为患者自身的准备要充足，二是手术台次预约需要一定的时间。胃癌根治手术一般由经验丰富的、具有副主任医师以上职称的医生主刀，同时三位医生作为助手协助手术。

8. 为什么我老见不到主任？

专家回复：入院后一般管床医生与您的沟通交流最多，而见到主任次数较少。年轻的管床医生随时观察您的病情变化，及时掌握病情资料并向上级医师汇报；上级医师下达医嘱后，他们会负责及时落实。而主任最多时间在手术台上，最多每天早上或者隔天早上查房亲自查看患者情况。因此在患者的诊疗过程中，管床医师与主任同样重要。

9. 我需要几个人来陪护?

专家回复：住院期间最好有固定的一人为您陪护。住院期间，为了患者及其他病友的休息，陪护人员一般只能留 1 人。为了更好的配合医护工作，为患者服务，此陪护人员最好固定。因为在住院期间，医生和护士会向陪护交代各种注意事项及签署一些医疗文件以配合治疗，经常性的调换陪护人员，不利于患者医护工作的开展。

第三篇
胃癌的综合
治疗

第一章
胃癌治疗手段

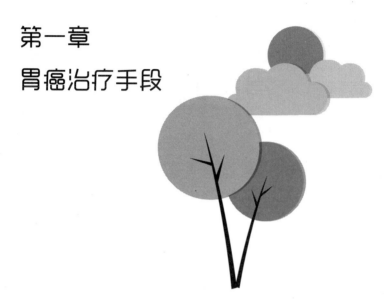

 1. 胃癌的治疗手段有哪些?

专家回复：胃癌的治疗手段主要有以下几类：

（1）外科治疗：包括手术治疗及内镜治疗。外科手术是治疗胃癌的主要和传统手段，也是唯一可完全治愈胃癌的治疗方法。在国际和中国的胃癌治疗指南当中，外科手术被推荐为首选的治疗手段；但手术并不是"万能钥匙"，它有一定的适应人群，肿瘤分期较晚或身体素质太差的病人并不适合手术治疗。针对某些早期胃癌患者，内镜下切除术亦可取得良好的治疗效果，并且对病人造成的创伤小，病人的术后恢复明显加快。

（2）药物治疗（化疗）：化学治疗是指运用药物治疗疾病的方法，

旨在杀伤扩散到全身的癌细胞、抑制肿瘤细胞的生长繁殖。是整个胃癌治疗的重要组成部分。化疗药可通过口服、静脉注射或腹腔注射等方法给药。但是化疗也是一种"杀敌一千，自损八百"的治疗方法，它在杀灭肿瘤细胞的同时，也会损伤机体的正常细胞，导致患者出现恶心呕吐等不良反应。所以一定要到正规的大型医院接受治疗，采用标准的治疗方案。

（3）放射治疗（放疗）：用各种能量的放射线杀伤癌组织的手段，称为放射治疗（放疗）。通常认为胃癌放疗的效果不够理想，主要是因为胃腺癌对放疗的敏感性较低。单纯放疗实现胃癌根治的几率很低，但在胃癌的新辅助、辅助和姑息治疗方面，放疗有一定的作用。

（4）靶向治疗：利用癌细胞特有而正常细胞没有的分子结构作为药物作用靶点进行治疗，称为靶向治疗。靶向治疗可通过抑制肿瘤相关蛋白或基因，从而针对性杀伤癌细胞，减轻正常细胞的损害。目前多种分子靶向药物已初步证实在胃癌患者身上表现出一定的疗效，有望在临床中推广应用。

（5）生物治疗：生物治疗是一个广泛的概念，涉及一切应用生物大分子进行治疗的方法，种类繁多。它的根本思想是采用生物、免疫、靶向治疗的方法激发机体自身的免疫保护机制，从而达到治疗肿瘤或预防复发的目的。但是目前尚不能明确其可否延长病人的生存时间，需要进一步的临床研究。

（6）中药治疗：中药可以应用于各种类型的胃癌，缓解肿瘤引发的临床症状，减轻化放疗的毒副反应，提高肿瘤的整体治疗率，以延长患者的生存时间。而且中药治疗具有不良反应小、不易耐药、多靶点作用等优点。目前中医治疗作为一种辅助治疗手段正被广泛应用与推广，但是病人一定要谨记单纯依靠中药是无法根治胃癌的。

目前胃癌的治疗采取以手术为主的综合治疗方案。前三者治疗手段比较成熟，而后三者临床应用时间较短，尚需进一步研究。

2. 得了胃癌一定要做手术吗?

专家回复：胃癌手术包括：根治性手术、姑息性手术。根治性手术包括内镜下切除手术和标准手术。胃癌姑息性手术包括胃癌姑息性切除术、胃空肠吻合术、空肠营养管置入术等。

（1）内镜下切除手术：病变组织呈高分化或中分化，胃黏膜无溃疡，直径小于 2cm，无淋巴结转移的黏膜内癌。

（2）标准手术：D2 根治术是胃癌的标准术式，肿瘤浸润深度超过黏膜下层（肌层或以上），或伴有淋巴结转移但尚未侵犯邻近脏器的，均应当行标准手术。

（3）标准手术 + 联合脏器切除：肿瘤浸润邻近脏器者。

（4）姑息性手术：仅适用于有远处转移或肿瘤侵犯重要脏器无法切除而同时合并出血、穿孔、梗阻等情况者。姑息性手术以解除症状、提高生活质量为目的。

能否手术、选择何种手术方式是有严格的适应证的，患者必须咨询正规医院的普外科医生或胃肠外科医生。

3. 除了手术，还能选择哪些治疗方法?

专家回复：胃癌患者接受治疗前，需要专科医生根据术前分期情况和患者身体状况进行综合评估确定治疗方法，患者及家属需客观认识并积极配合。

对于身体情况可以耐受手术的患者，如果没有远处转移，均应接受手术治疗，其中部分早期胃癌患者可选择内镜下切除，包括内镜下黏膜切除术（endoscopic mucosa resection，EMR）或内镜下黏膜下切除术（endoscopic submucosa dissection，ESD），进展期胃癌患者可于手术前选择新辅助放化疗。根据术后病理分期，多数患者还需要接受辅助治疗（包括化疗、放疗、靶向治疗、生物治疗、中药治疗等）。如果有远处转移，根据患者具体情况，可选择化疗、放疗、姑息手术、支持治疗等不同治疗方法。

对于身体情况无法耐受手术的患者，例如存在重要脏器功能明显障碍、严重低蛋白血症、重度贫血、重度营养不良、严重感染等情况，应当在上述异常纠正后手术；若不能纠正，由于这些情况下手术死亡率和各种术后并发症发生率很高，则应放弃手术而试行其他辅助疗法。

 4. 胃癌可以完全治愈吗？

专家回复：近年来，随着手术操作的不断规范及各种辅助治疗技术的不断进步，胃癌患者的生存时间正在不断延长。对于部分Ⅰ、Ⅱ期的患者而言，由于肿瘤分期较早，及时正规的治疗、定期复查是完全可以将胃癌治愈的。对于中晚期胃癌患者，如果无远处脏器转移，采用以手术为主的综合治疗手段可以延长生存时间。虽然目前的治疗手段无法将肿瘤细胞完全从体内清除，但可以抑制肿瘤细胞的活性，减缓细胞的增殖，病人完全可以"带瘤"生存5年甚至是10年、20年。即使是有远处脏器转移无法接受手术的患者，也可采用生物治疗、中药治疗等辅助方法减轻肿瘤引发的症状，提高生活质量。

患者切忌自暴自弃，消极应对，甚至放弃任何治疗。应该以积极的心态配合医生的治疗，只有这样才能在这场与肿瘤进行的"持久战"中取得最后的胜利。

5. 胃癌的治疗效果和预后怎么样?

专家回复：胃癌的预后与肿瘤分期的早晚及治疗是否得当有密切的关系。总的来说，有 30% ~ 40% 的胃癌患者能够生存 5 年。近年来随着诊疗水平的进步，Ⅰ、Ⅱ期胃癌患者的 5 年生存率有了较大提高。接受胃癌根治术后的各期患者 5 年生存率大致如下：Ⅰ期约 90%、Ⅱ期约 70%、Ⅲ期约 30%、Ⅳ期约 10%。

（1）从年龄来看：60 岁以上胃癌患者的肿瘤恶性度较低，发展较慢，预后也较好；30 岁以下的病人，恶性程度较高，发展较快，预后也较差。

（2）从肿瘤部位来看：位于胃远侧部及中部的胃窦癌及胃小弯侧癌的预后为佳，而近侧部或广泛全胃弥漫生长的预后较差。

（3）从肿瘤大小来看：肿瘤最大径大于 4 厘米时，预后较差。

（4）从病理类型来看：高分化腺癌的预后较好，低分化腺癌以及黏液腺癌、印戒细胞癌等特殊类型的胃癌预后较差。

6. 一次手术能解决根本问题吗?

专家回复：面对恶性肿瘤，一次手术并不能彻底解决问题，病人需要做好与胃癌进行一场"持久战"的准备。

（1）对于Ⅰ期＊病人，手术后病人需密切观察自身情况，并按医嘱规定的时间定期复查。一旦发现异常或肿瘤复发应立即寻求手术医生或专科医生的帮助，接受全面的评估检查，以便医生确定下一步的治疗方案。

（2）对于Ⅱ、Ⅲ期＊病人，可采用手术为主的综合治疗手段。即根据病人肿瘤的临床分期及具体的病理分型，并结合患者的一般状况和其他脏器功能，应采用多学科综合治疗（multidisciplinary team，MDT）模式，有步骤地、合理地将化疗、放疗和生物靶向等治疗手段与手术相结合，以达到根治或最大限度地控制肿瘤的目的，延长患者的生存时间，提高生活质量。

（3）对于Ⅳ期＊病人，可采用药物治疗为主的综合治疗手段，可将放射治疗、姑息性手术、介入治疗、射频消融等局部治疗与药物治疗相结合，同时也应给予病人适量的止痛治疗、营养支持、支架置入等最佳支持治疗措施。

目前多学科综合治疗已成为胃癌治疗的最佳模式，病人千万不能抱有侥幸心理，以为一次手术就能"万事大吉"。

（＊注：分期请参见本篇第二章详述）

7. 什么是靶向治疗，胃癌的靶向治疗方案成熟吗？

专家回复：利用癌细胞特有而正常细胞没有的分子结构作为药物作用靶点进行治疗，称为靶向治疗。和化疗相比，靶向治疗可减轻正常细胞损害、有针对性损伤癌细胞，可以说实现了"精确制导"。遗憾的是，胃癌靶向治疗药物种类及作用均有限，仅20%～30%的胃癌患者具有这些药物的作用靶点。与手术、化疗等传统治疗方案相比，靶向治疗目前并不十分成熟。仅有一项研究（ToGA研究）证实，对于HER-2（一种药物作用靶点）阳性的晚期胃癌患者，应用曲妥珠单抗（商品名称：赫赛汀）联合标准化疗的疗效优于单纯化疗。相信在不远的将来，随着临床研究的完善，靶向治疗的作用在胃癌治疗中将会更加明确。

由于靶向治疗有严格的适应证，并不是对所有的病人有效，且靶向治疗花费较大，所以病人一定要去正规的医院进行咨询或接受治疗，切不可盲目相信网络或报纸上的过度、不实宣传，以免贻误病情，错过了最佳治疗时机。

8.MDT 多学科团队指的是什么？

MDT（multidisciplinary team）即多学科团队，MDT 诊疗模式是指来自两个以上不同学科的一组相对固定的专家，针对患有某种疾病的患者进行定期的临床讨论会，形成该病人的诊断治疗的决议，并由相应学科成员执行。MDT 的成员一般包括多个学科的专家，如内科、外科、肿瘤科、放疗科、医学影像科室、病理科、介入科、护理和心理治疗专家以及社会工作者等。

随着科学技术的进步和人们对恶性肿瘤的认识，许多恶性肿瘤如乳腺癌、胃癌、结直肠癌、肺癌等的治疗模式都发生了根本的变化。大量的循证医学证据证明，在这些恶性肿瘤的治疗中，除外科手术以外，术前和术后的多种辅助治疗方法是提高其疗效的重要手段。近年来 MDT 诊疗模式在国内外受到特别的重视和关注，欧美和澳大利亚等发达国家在癌症的医疗体系中广泛实施了 MDT 模式。通过 MDT 讨论会，各相关专业成员发挥各自学科的学术和专业优势，针对患者实际情况并结合本专业的临床经验，参照循证医学的证据，开展临床病例讨论，最终对患者病情精准评估并制定最佳的治疗方案。今后，MDT 可能会作为肿瘤治疗的标准模式加以推广。

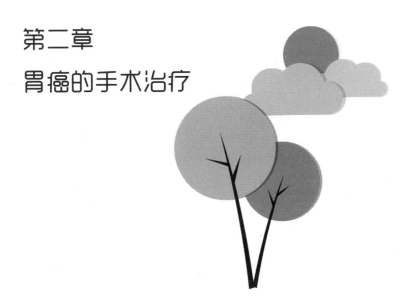

第二章
胃癌的手术治疗

1. 胃癌手术治疗的历史有多久?

专家回复:1881 年 Billroth 首次成功的实施了胃癌切除术,至今胃癌手术治疗已发展了一百多年,技术已经十分成熟,手术安全性高,术中及术后并发症较低。作为一种局部治疗,手术目前仍是胃癌的主要治疗手段,也是目前唯一可能治愈胃癌的方法,多数手术可以取得较好效果。具体选择何种手术方式应依据术前和术中对癌灶部位、大小、浸润范围、可切除性、淋巴结可能转移范围、有否远处转移、肿瘤的病理类型等综合考虑。

手术主要分为根治性手术和非根治性手术两大类。根治性手术是以根治性切除为目的,包括胃切除及区域淋巴结清扫。非根治性手术是针对无法根治的病患（远处转移或局部病灶无法切除）进行的减瘤手术与姑息手术。

 2. 做完哪些检查结果才能最终进行手术?

专家回复：病人在住院后并不能立即接受手术，必须进行相关检查以便手术医生对病人行全面、详细的评估，制定最佳的手术方案。

（1）胃镜检查及病理活检结果：胃镜检查可以帮助手术医生确定肿瘤的具体位置、大小，以便决定胃的切除范围。病理类型的确定有助于预判肿瘤的恶性程度及对各种治疗手段的反应性，以便医生制定最佳治疗方案。

（2）腹部 CT: 可以更加立体地了解肿瘤的生长情况以及与周围脏器、血管的关系，同时对病人整个腹腔情况进行了解，明确肿瘤浸润范围，以及是否存在远处转移、淋巴结转移，是否存在腹腔积液、肠梗阻等。

（3）腹部 B 超：可以了解腹腔脏器的功能及腹膜后淋巴结情况。可重点观察是否存在胃癌肝转移。

（4）胸部 X 片：可以观察病人肺部情况，排除胃癌的肺脏转移。

（5）血常规、血生化、凝血、肿瘤标志物等血液学检查及尿、便常规：对病人的整体情况进行评估。

（6）心脏彩超及肺功能检测：对于 60 岁以上的病人或有心脏、肺部疾病的患者需要做上述检查；必要时还要请专科医生和麻醉科医生进行会诊评估，以决定病人能否耐受麻醉及手术。

（7）特殊人群的处理：对于某些患有心脑血管疾病的患者，在手术前一直服用抗凝药物的患者，在手术前一定要咨询心内科医生和普通外科医生，确认停药和再次服药时间，以免增加心脑血管发病风险。

手术前必须对病人进行全面充分的评估，否则会增加手术死亡率和术后并发症发病率，反而缩短了患者的生存时间。

3. 胃癌手术是大手术吗?

专家回复：标准的胃癌根治术是普通外科手术领域里比较复杂的术式，包括胃切除、淋巴结的清扫和消化道重建三个部分。手术中需要解剖分离较大的血管并进行结扎切断，切除部分组织脏器，同时还要进行消化道的重建；而且胃肠道的生理功能复杂，根治性手术改变了原有的解剖通路，影响了胃肠激素的分泌和营养物质的吸收。因此胃癌根治性手术有可能造成感染、出血、消化道瘘、胃排空障碍、反流、倾倒综合征和远期的营养不良、代谢紊乱等一系列并发症。严重的并发症发生甚至会造成病人的术中或术后死亡。

所以外科医生一定要在术前对患者的全身状态进行评估，了解肿瘤的分期情况及生物学行为，制定详细合理的手术方案。病人也应积极与手术医生配合，做好身体和心理的双重准备。

4. 胃癌手术需要输血吗?

专家回复：输血有严格的指征，一般对于外科手术病人而言，当血常规检查结果显示血红蛋白小于 70g/L 时，才进行输血治疗。术中如果失血量不大于血液循环总量（正常人一般有 4 ~ 5L 的循环血液量）的35%，也不建议对病人进行术中输血。

人们一般认为输血可以补充营养，增强自身的抵抗力，促进伤口愈合，预防感染和吻合口瘘等。但这是没有科学依据的，输血本身会增加病人患血液传播性疾病的风险，还会抑制免疫系统功能，反而不利于术后的恢复。所以输血要慎重，特别是术中输血时一定要严格遵循输血指征。

5. 胃癌手术一般需要住院多长时间?

专家回复：一般平均住院时间为 2 周，但是因人而异。有些病人可能手术比较复杂，术后恢复较慢，所以住院时间偏长。有些患者出现并发症如消化道瘘等，处理这类并发症时需要住院观察并进行专门的处理。所以病人不要急于出院，应听从手术医生的安排。

6. 胃癌手术后多长时间身体能恢复到术前的水平?

专家回复：由于胃癌手术改变了胃肠道原有的解剖通路，影响了胃肠道激素的分泌和营养物质的吸收，内环境的平衡被打破；同时手术本身对机体也是一种强烈的刺激，所以病人需要一段较长的时间恢复（一般为半年至一年，甚至更长）。在恢复期间，一定要加强营养，适度锻炼，保持心态的平衡，同时严格遵照医嘱的规定进行复查。如发现任何异常应立即到医院进行相关检查，以免贻误病情。

7. 做完胃癌手术后体重一定减轻吗? 可以恢复以前的水平吗?

专家回复：由于手术切除了胃及周围的脂肪组织，术中失去了一定量的血液，所以病人术后的体重会有一定程度的减低。同时手术改变了原有的胃肠环境，影响了机体营养物质的吸收，患者在术后短时间内很难恢复到术前的体重水平。

所以在术后恢复过程中，患者一定要加强营养，少食多餐，多补充富含蛋白质的食物及一定量的膳食纤维。可进行适度的体育锻炼，以促

301健康科普丛书——胃癌

进胃肠功能的恢复。同时要保持乐观的心态和健康向上的生活态度，坦然面对疾病，积极配合医生的治疗，定期复查。

 8. 什么叫做胃癌"根治术"？胃癌根治术真的能根治胃癌吗?

专家回复：手术不能"根治"胃癌，但根治性切除是手术追求的目标。所谓胃癌根治术是指彻底切除胃癌原发灶、转移淋巴结及受浸润的组织，达到无肿瘤残存的手术方式，指的是 R0 切除（无残存肿瘤），从而降低局部复发或远处转移风险。根治性切除的"标准手术"要求切除 2/3 以上胃及 D2 淋巴结清扫术，也被称为"D2 胃癌根治术"；根治性切除的"非标准手术"，是指根据不同病变程度改变相应切除范围以及淋巴结清扫范围的手术方式，包括缩小手术和扩大手术。需要说明的是，"标准手术"和"非标准手术"是根据不同的具体情况而选择的不同手术方式，不能理解为："标准手术"就是正确的，而"非标准手术"是错误的。

此种手术命名针对的是手术性质，根治性切除是手术追求的目标，是目前清除胃癌组织和转移淋巴结最彻底的方法，但并不是说胃癌根治术一定能够"根治"胃癌，接受了胃癌根治术的患者术后仍面临着胃癌复发和转移的风险。

 9. 什么是 R0 切除?

专家回复：手术后患者体内有无残存肿瘤的情况用 R 分类描述；R0 为根治性切除，就是手术切下的标本上下最远的两侧组织无肿瘤细胞；R1 和 R2 为非根治性切除，有肿瘤细胞残留。

Rx 残留肿瘤的情况不明确；

R0 无残存肿瘤；

R1 显微镜下可见切下的标本两端有残存的肿瘤；

R2 肉眼可见切下的标本两端有残存的肿瘤。

10. 什么叫做"淋巴结清扫"?

专家回复：淋巴结清扫是指在切除胃癌病灶的同时清除胃周区域的淋巴结。淋巴像血液一样属于体液的一种，也要经过淋巴管淋巴结等在全身循环流动。胃的淋巴循环比较丰富，胃周围区域淋巴结较多，肿瘤细胞极易通过淋巴系统向周围淋巴结扩散。而淋巴结常隐藏在胃周的韧带、网膜及脂肪组织中，胃淋巴结清扫就是清除胃周围的韧带、网膜及脂肪组织，从而达到根治性切除的目的，避免肿瘤细胞的体内残留。

11. 胃癌手术为何要行淋巴结清扫?

专家回复：癌细胞是非常"活跃"的，它会跑到它可能到达的任何地方，而胃周围淋巴结就是癌细胞最常跑到的地方。因此，手术除了要求切除病灶外，都需要对病灶周围的淋巴结进行清扫，这也是 D2 切除的要求。胃癌具有强烈的区域淋巴结转移倾向，即使是早期胃癌也有淋巴结转移的可能。胃癌淋巴结转移又是影响患者生存时间的重要因素。因此，胃癌手术一定要行淋巴结清扫，淋巴结清扫是延长胃癌患者生存时间的有效手段。

12. 胃周淋巴结有几组? 它们都需要清扫吗?

专家回复：胃周淋巴结共有 23 组，规范彻底的淋巴结清扫术可明显改善胃癌患者的预后。但并不是所有的胃周淋巴结都需要清扫，无限扩大的淋巴结清扫不但不能收到良好的效果，反而会造成术后并发症发生率及死亡率的上升。因此考虑到手术安全性，不能无限扩大地清扫淋巴结。根据肿瘤的部位（上、中、下），具有不同的清扫要求，只清扫必须清扫的淋巴结才能达到最终的治疗效果。目前"D2 胃癌根治术"作为胃癌手术的标准术式已经被广泛接受。

13. "D2 胃癌根治术"中的"D2"指的是什么?

专家回复："D0、D1、D1+、D2、D2+"是指淋巴结的清扫范围，D 后面的数字越大，淋巴结清扫的范围越大，切除的淋巴结数目越多。最新的第三版日本《胃癌治疗指南》中根据不同胃切除术式规定了淋巴结需要清扫的范围，采用 D0 ~ D2+ 的定义。中国的《胃癌诊疗规范》也是参照日本的指南对淋巴结清扫进行了相似的规定。

D0 指不满足 D1 要求的清扫；D1 指清除第一站淋巴结；D2 指清除第一站和第二站淋巴结；D1+、D2+ 是在 D1、D2 清扫的基础上做出相应的扩大清扫。不同部位的肿瘤，需要清扫的淋巴结不同。

14. 为什么说"D2 胃癌根治术"很重要?

专家回复：研究发现：对于中晚期胃癌，淋巴结转移的概率较大。临床研究显示行标准的 D2 根治术的胃癌患者的生存获益最大；小于 D2 的淋巴结清扫会造成肿瘤细胞的体内残留；大于 D2 的 D3 扩大清扫容易使患者在术后产生并发症，获益不大，而且手术安全性差，没有必要性。目前国内各级医院都在推广实施标准的 D2 胃癌根治术。

15. 胃癌切除标本为何要送病理检查? 检查包含哪些方面内容?

专家回复：病理检查既是胃癌诊断的金标准，又是胃癌分期的金标准，依据病理结果进行肿瘤分期才能决定下一步的治疗方案，因此，胃癌手术切除的标本需常规送病理检查。

一份病理报告大体应包括以下内容：肿瘤的部位、大小、浸润深度、组织学类型、分级、血管淋巴管侵犯与否、切缘阳性与否、淋巴结的切除数量及被肿瘤转移的个数。如果是经过新辅助治疗后（就是在术前进行过化疗）的胃切除标本，病理报告还应增加化疗的疗效评估情况。另外，对于不可手术的局部晚期胃癌、胃癌复发或者肿瘤已发生远处转移的患者，如果考虑给予曲妥珠单抗（一种靶向治疗药物）治疗，则需要通过胃镜切除少量的肿瘤组织，运用免疫组化法或荧光原位杂交法对肿瘤进行 HER2-neu 的检测，以明确靶向药物是否会对肿瘤产生作用。

16. 医生经常提到的免疫组化是什么?

专家回复：免疫组化是病理科的一种常规项目，因收费相对较高常不被理解。免疫组化其实是一种对肿瘤组织进行染色的方法。基本原理是抗原抗体反应，即抗原与抗体特异性结合。是通过化学反应显色来确定组织细胞内的多肽或蛋白质，对其进行定位、定性及定量的研究。

免疫组化染色的作用主要包括以下几方面：

（1）恶性肿瘤的诊断与鉴别诊断；

（2）对肿瘤行更进一步的病理分型；

（3）确定已发生转移肿瘤的原发部位；

（4）可发现微小的转移灶，有助于确定临床治疗方案，包括手术范围；

（5）为术后用药提供依据，特别是分子靶向药物的应用。如：一种基因在肿瘤组织中表达，会以一种特异性的标志存在于组织中，而免疫组化正是一种检测该基因表达情况（如 HER2-neu）的病理学方法，根据检查结果可以明确能否进行特异的靶向治疗。

 17. 胃癌进行免疫组化染色检查哪些项目？各自的意义是什么？

专家回复：胃癌组织进行免疫组化常规检查的项目有：CK、CEA、P53、HER-1、HER-2、Ki-67、VEGF、Top-Ⅱ、NSE、MDR1 等。

CK：细胞内角蛋白（cytokeratin，CK），出现于正常上皮或一些上皮性肿瘤中，用于鉴别癌与肉瘤。阳性说明胃癌的分化程度较高，恶性程度较低；阴性说明分化程度较低，恶性程度较高。

CEA：癌胚抗原（carcinoembryonic antigen，CEA），是一种肿瘤标志物，其表达的阳性率及强度（即"+"的个数）在胃的良性病变、癌前病变、癌之间有明显的递增趋势。

P53：是一种肿瘤抑制蛋白，在胃癌组织中该蛋白会发生突变，表达增加。表达水平越高，肿瘤的恶性程度越高。

HER-1：人类表皮生长因子受体 1（human epidermal growth factor receptor 1，HER-1）。阳性表明肿瘤的恶性程度较高，患者预后差。

HER-2：人类表皮生长因子受体 2（human epidermal growth factor receptor 2，HER-2）。阳性强度越高说明胃癌的侵袭性越强，患者的生存期越差。阳性患者可以接受靶向药物曲妥珠单抗的治疗，阴性患者则对靶向药物无反应。

Ki-67：是一种与增殖细胞相关的核抗原，阳性说明癌细胞增殖活跃。阳性表达率越高，肿瘤的恶性程度越高，患者的预后越差。

VEGF：血管内皮生长因子（vascular endothelial growth factor，VEGF）。是一种有效的促血管生成的因子。阳性表达强度越大，肿瘤的恶性度越高。阳性表达的患者，可以使用靶向药物贝伐单抗治疗。

Top-Ⅱ：拓扑异构酶Ⅱ。阳性比率越大，肿瘤的恶性程度越高，肿瘤对化疗药物的耐药性越强。

NSE：神经元特异性烯醇化酶（neuron specific enolase，NSE），神经内分泌细胞所特有的一种酸性蛋白酶。阳性说明胃癌的组织类型为神经内分泌性肿瘤。

MDR1：多重耐药性相关蛋白（multiple drug resistance，MDR）。阳性表明肿瘤的耐药性较强，化疗效果不佳。

18. 胃癌病理分期是什么？它是如何确立的？

专家回复：术后由病理科医师将手术标本进行取材，切片，HE染色，然后在光学显微镜下观察，并按照标准进行分期，为病理分期，即pTNM分期。它是根据肿瘤浸润深度（T）、淋巴结转移个数（N）、有无远处转移情况（M）这三者来确立的。

19. 知道病理结果，如何分期？

专家回复：胃癌的病理分期如右表所示：

T：肿瘤浸润深度

N：淋巴结转移个数

M：有无远处转移情况

	N0	N1	N2	N3
T1a(M),T1b(SM)	ⅠA	ⅠB	ⅡA	ⅡB
T2(MP)	ⅠB	ⅡA	ⅡB	ⅢA
T3(SS)	ⅡA	ⅡB	ⅢA	ⅢB
T4a(SE)	ⅡB	ⅢA	ⅢB	ⅢC
T4b(SI)	ⅢB	ⅢB	ⅢC	ⅢC
M1(任何T,任何N)	Ⅳ			

20. 胃癌的病理分期有何意义?

专家回复:肿瘤在其发生、发展的过程中,可分为早、中、晚不同的阶段。根据肿瘤的不同发展阶段进行病理分期,直接决定了后续治疗策略的制订以及患者的预后。只有通过统一的分期标准,才有可能将各国的临床研究进行横向比较,以便在世界范围内探讨肿瘤的规范化治疗。目前国际上广泛应用的胃癌分期规则,是国际抗癌联盟(UICC)和美国癌症联合委员会(AJCC)于 2010 年 1 月更新的第 7 版 TNM 分期。

21. 病理检查发现淋巴结转移了,说明了什么?

专家回复:胃癌易于出现区域淋巴结转移,当病理检查发现有淋巴结转移时,患者也不必过于紧张,这不同于平常所说的"远处扩散转移"(即 M1),后者往往指的是肝转移、肺转移、卵巢种植转移、腹膜种植转移、骨转移等。淋巴结转移是胃癌的主要转移方式之一,可发生于胃癌病程的各个阶段。超过 50% 的胃癌患者在初次确诊疾病时已经伴有淋巴结转移,即使是局限于黏膜内的早期胃癌,其出现淋巴结转移的几率也不低于 3%。

淋巴结转移是影响胃癌分期、诊断、治疗及预后最为关键的因素之一。淋巴结转移的具体情况不仅能够用于评价胃癌的进展阶段,而且也是除肿瘤浸润深度以外评估胃癌患者预后最为重要的因素。同时,淋巴结转移状态也是评估胃癌外科治疗根治性的重要指标。无淋巴结转移的胃癌患者预后显著优于有淋巴结转移的患者,且术后复发率明显低于淋巴结转移患者。

22. 淋巴结转移个数代表什么?

专家回复:淋巴结转移的多少及转移率(转移的个数/手术切除的淋巴结总数)在一定程度上代表病期的早、晚。从理论上而言,淋巴结转移应是胃癌细胞从原发灶生长增殖到进入全身系统性播散的必经阶段。

同等条件下,无淋巴结转移患者的 5 年生存率显著优于有淋巴结转移的患者,术后肿瘤复发率也明显低于后者。胃癌患者淋巴结转移的个数越多,代表病理分期越晚,预后也越差。

23. 什么是胃大部切除术?

专家回复:顾名思义,胃大部切除术即要把大部分胃切除掉,包括远端胃大部切除术和近端胃大部切除术。在以根治为目的的手术中,胃的切除范围需要保证切缘到肿瘤边缘具有足够安全的距离。这就好比高速公路中间的隔离带,具有安全隔离的作用。一般这一距离不得少于5cm,肿瘤边缘分界明显者也不得少于3cm,远侧部癌应切除十二指肠第一部 3 ~ 4cm,近侧部癌应切除食管下段 3 ~ 4cm。按照以上要求,通常要切除胃的 2/3 甚至 3/4。

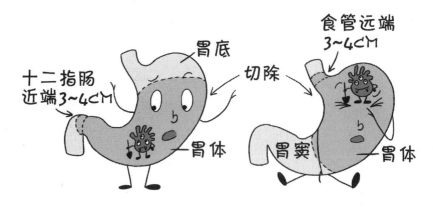

远端胃大部切除   近端胃大部切除

24. 什么是全胃切除术?

专家回复:根据胃癌病灶的大小及位置的不同,结合上文中提到的"安全距离"规定,部分胃癌患者需要接受全胃切除,这只是胃癌手术中的一种常规术式,并没有想象中的可怕。将胃全部切除后,外科医生会根据患者具体情况选用不同的消化道重建方式,大体上是将空肠(小肠的上段)上提后与食道进行吻合,空肠起到"代替胃"的作用,食物在"代替胃"中停留后通过,继续向远端消化道前进。大部分患者经过一至数月的恢复,可以正常饮食。

25. 胃的切除范围如何确定?

专家回复:胃癌根治术中,胃的切除范围主要由癌灶的部位来确定,决定的切除范围需要保证切缘到肿瘤边缘具有足够的距离,一般这一距离不得少于5cm,肿瘤边缘分界明显者也不得少于3cm,远侧部癌应切除十二指肠第一部3~4cm,近侧部癌应切除食管下段3~4cm。标准手术通常选择全胃切除术和远端胃大部切除术。通常来说,肿瘤位于胃上部时(肿瘤上缘距离贲门不足5cm),应选择全胃切除术,否则选择远端胃大部切除术。由于近端胃大部切除术的术后并发症较多,目前较少采用。近端胃切除术仅适用于胃上部的早期胃癌,术中保存1/2以上的胃。

此外,还有保留幽门胃切除术、胃分段切除以及胃局部切除术等术式,由于临床应用较少或仍处于研究阶段,在此不一一介绍。

26. 胃切除后,我吃的食物往哪里去了?

专家回复:胃切除术后,会对剩余的消化道进行重建,以使消化道保持连续性，食物依然在消化道内按照医生设计的轨道向远端流动。近端胃切除后通常选择食管－残胃吻合术，远端胃切除术后通常选择残胃－空肠吻合术，全胃切除术后通常选择食管－空肠吻合术。

27. 重建的消化道好吗?

专家回复：不论胃部切除多少，必须重建消化道以保持其连续性。重建的消化道能基本满足患者进食需要。但重建后，很难恢复到手术前正常状态，不少患者会出现酸性胃液或碱性胆汁或肠液反流入残胃或食管导致炎症的情况，患者会感到"烧心"或咽部"烧灼不适"感；全胃切除者每次进食量少、每日进食次数多，生活很不方便。所以各种重建方法都试图改善这两方面的不足，也试图像正常人那样使食物在运行中经过十二指肠。

28. 哪种消化道重建方式更理想?

专家回复：每位患者的消化重建方式应视手术中具体情况而定，目前推荐的比较理想的重建方式有：

（1）全胃切除术后的重建方式：Roux-en-Y法、空肠间置法、Double Track法。

（2）远端胃切除术后的重建方式：Billroth Ⅰ式、Billroth Ⅱ式、Roux-en-Y法、空肠间置法。

（3）近端胃切除术后的重建方式：食管－残胃吻合法、空肠间置法、Double Track法。

29. 什么是吻合口?

专家回复:吻合口是指消化道重建时的连接口或胃肠断端闭合口。根据手术方式的不同,吻合口数量也不等,一般一台手术后有 2 ~ 4 个吻合口(例如食管-残胃吻合口、食管-空肠吻合口、残胃-十二指肠吻合口、空肠-空肠吻合口、十二指肠残端等)。这些吻合口是通过吻合器和缝线完成的,术后要面临水肿、缺血、张力等诸多因素的考验,任何一种因素都会导致吻合口瘘(即吻合口处的肠壁出现破损,内容物可流出)的发生;另外还可能发生吻合口狭窄造成梗阻,致使胃肠功能恢复障碍。

30. 什么是吻合器? 应用吻合器有哪些优点?

专家回复:各种吻合器的工作原理与订书机相同,即向组织内击发植入两排互相交错的缝钉对组织进行双排交叉钉缝。分为以下几类:

(1)管状吻合器。可在腔道组织内击入两排环形交叉排列的缝钉,使两层腔道组织缝合在一起,同时内置的环形刀可切除多余的组织,形成圆形吻合口,完成腔道的吻合,主要用于食管、胃肠等消化道的端端吻合和端侧吻合。

(2)线性缝合器。可牢固地将两层组织钉合封闭,但这种缝合器无切割功能,主要用于食管、胃、肠等残端的封闭。

(3)直线切割缝合器。可同时在组织的两侧各击入两排交叉排列的缝钉,然后用推刀在两侧已缝合好的组织之间进行切割离断,缝合切割一次完成。主要用于完成胃-肠侧侧吻合、肠-肠侧侧吻合及管状胃的制作等操作。

（4）腔镜下专用切割吻合器。此缝合器共有6排缝钉，且钉匣中有刀片，在钉合的同时刀片从中间切开组织，使两边各3排缝钉完成缝合、止血等功能，主要用于腔镜手术中。

吻合器的应用具有以下优势：简化了手术操作，缩短了手术时间；缝钉为金属钛或钽制成，与手工缝线相比，组织反应小；由于小血管可以从吻合器"B"形缝钉的空隙中通过，故不影响缝合部及其远端的血液供应；由于缝钉排列整齐，间距相等，保证了组织的良好

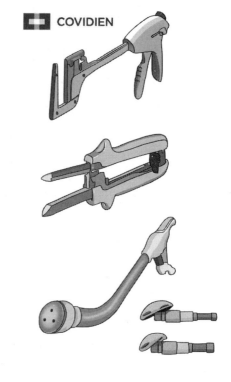

吻合器

愈合；机械吻合将开放式缝合变为密闭式缝合，减少消化道重建时造成的污染。

吻合器的应用是外科手术学的一大飞跃。时至今日，吻合器在消化道外科中的应用愈发广泛，几乎所有的胃肠吻合都可以使用吻合器进行吻合和缝合。手工行消化道重建操作较为复杂，技术要求和并发症发生率高于器械吻合，只要经济情况允许，推荐使用吻合器。

目前比较常用的吻合器分为进口和国产。进口吻合器比较常用的品

牌为美国强生公司、美国利惠（COVIDIEN）公司；国产品牌有常州康迪、中法派尔特、苏州法兰克曼和北京瑞奇公司。

 31. 什么是手术并发症?

专家回复：手术并发症是指手术中及手术后，在处理疾病的同时带来的与之相关的新问题。外科病人发生术后并发症的因素很多，从病人角度来看，病人的年龄、营养状态、病变性质和病程，以及器官功能状态是很重要的因素；从手术创伤程度来看，手术越复杂，术后并发症的发生率也就越高；从外科医生角度来分析，手术技巧娴熟程度、预防措施是否到位，显然也与并发症的发生有关。外科医生只能尽力使手术并发症的发生率降低，但使其绝对避免是不可能的。手术与手术风险、并发症是打包存在的，选择手术就不能逃避手术并发症与手术风险。

 32. 胃癌手术后的常见并发症有哪些?

专家回复：胃癌手术经过一个多世纪的临床实践和发展，以及切割、吻合器械的发明和改进，手术技术已经相当成熟。然而胃癌手术不仅涉及肿瘤的完整切除，而且要进行规范的淋巴结清扫，手术仍可能引起一些严重的并发症，甚至危及患者生命。

胃癌手术后并发症包括术后近期并发症和术后远期并发症两大类。

常见的术后近期并发症包括：①腹腔内或消化道出血；②吻合口瘘；③十二指肠残端瘘；④残胃排空障碍；⑤吻合口狭窄；⑥腹腔及切口感染；⑦淋巴瘘、胆瘘、胰瘘；⑧急性胰腺炎以及急性心肌梗死、急性心衰、急性肾衰；⑨肝功能不全；⑩肺不张、肺炎；⑪深静脉血栓形成，肺栓塞等。

常见的术后远期并发症包括：①倾倒综合征；②残胃炎、胃切除术后反流性食管炎；③残胃癌；④贫血、营养不良；⑤粘连性肠梗阻等。

33. 什么是吻合口瘘?

专家回复：吻合口瘘是指吻合口完整性被破坏，胃肠道腔内的内容物从吻合口向管腔外漏出的状态。它是胃肠道手术后最严重的并发症之一，若不及时发现并处理，随后发展的弥漫性腹膜炎和感染性休克可能导致病人死亡。随着器械吻合的普及和术后管理技术的提高，吻合口瘘的发生率在下降，但文献报道仍有 1% ~ 15% 的发生率。产生吻合口瘘的原因很多，病人营养状态差、局部组织不健全、局部有感染存在、吻合技术方面的不足（吻合时对合不佳、缝线间距太稀、吻合口有张力）等都是发生吻合口瘘的危险因素。临床发现吻合口瘘一般在术后 1 周左右，典型的临床表现包括术后突然的剧烈腹痛、发热、心慌、出汗、呼吸困难、自引流管排出食物残渣或混有肠液的恶臭浓稠液体。

治疗上，首先要进行及时、充分、有效的引流，禁食、持续胃肠减压，同时给予充分的营养支持和针对性的抗生素治疗以控制感染，经上述治疗后大多数吻合口瘘可自愈。如果无法实现充分引流或者发生弥漫性腹膜炎等情况，则需手术治疗。

34. 什么是"倾倒综合征"?

专家回复：倾倒综合征是指在胃切除和胃肠吻合术后，由于病人失去幽门或胃的正常生理功能，胃内食糜骤然倾倒至十二指肠或空肠而引起的一系列症状。文献报道其发生率为 15% ~ 30%。据临床观察，胃切除量越多，吻合口越大，其发病率越高，而采用保留幽门的胃切除术后其发病率较低。倾倒综合征的临床表现，多发生于胃切除术后第1周至第3周病人恢复进食时，极少数可在术后几年才见发生。常在餐后半小时左右尤其是进食大量碳水化合物后，患者感上腹胀痛和饱胀不适、恶心，时伴呕吐、嗳气、腹鸣胀气，随即有频频便意，并见连续数次含不消化食物的腹泻。大多数患者同时出现头昏、眩晕、软弱无力，甚至颤抖、晕厥，伴颜面发红或苍白以及心动过速，严重者可有血压下降。

多数倾倒综合征患者可通过饮食调节控制症状，症状严重或持续的患者，可少量多餐进食含高蛋白、高脂肪和低碳水化合物的饮食。进餐时完全避免饮用液体，餐后平卧半小时，餐后1小时可饮用无糖液体，并口服果胶，以延缓胃排空，减慢小肠内容物的流速，抑制碳水化合物的吸收。由于再次手术治疗的效果不一，一般应先进行非手术治疗，只有经内科治疗日久无效者，才可考虑重做手术以缩小原有的胃肠吻合口。

 ## 35. 什么是反流性食管炎?

专家回复：由于胃、十二指肠及空肠的液体反流入食管引起的食管炎症性病变，谓之反流性食管炎。全胃切除和近端胃切除后，多数病例产生程度不同的反流性食管炎，这是因为手术切除或破坏了下段食管括约肌、膈食管韧带等，致使下段食管内压明显降低，形成反流。发病多在术后1年内。主要症状为心前区烧灼感、心窝部疼痛、胸骨后刺痛感、吞咽痛或吞咽困难等。卧位、饭后、便秘或过劳时容易出现，时而伴恶心和呕吐，但呕吐后症状无明显缓解。

治疗上多采用保守疗法，最容易引起胃食管反射的时间是夜间就寝时，因此睡眠时保持头高脚低位，对预防、治疗食管炎非常有效。饭后亦引起胃食管反射，因此饭后间隔充分时间就寝为佳。症状较重时可使用黏膜保护剂、胃酸分泌抑制剂及改善消化道运动机能的药物。如症状严重且保守治疗效果差，可手术行消化道重建。

36. 什么是粘连性肠梗阻?

专家回复：粘连性肠梗阻是指由于各种原因引起腹腔内肠粘连，导致肠内容物在肠道中不能顺利通过和运行。当肠内容物通过受阻时，则可产生腹胀、腹痛、恶心、呕吐及排便排气障碍等一系列症状。腹部手术后的肠粘连是粘连性肠梗阻的首位病因，此外腹腔放疗和腹腔化疗也可导致粘连性肠梗阻。需要说明的是，肠粘连的病人并不一定都发生肠梗阻，而发生粘连性肠梗阻也不一定代表腹腔有广泛、严重的粘连。只有当肠管粘着点形成锐角使肠内容物的通过发生障碍、粘连束带两端固定将肠襻束缚，或是一组肠襻粘连成团，肠壁有瘢痕狭窄才会造成粘连性肠梗阻。

粘连性肠梗阻不必过早手术，多数在采取积极的非手术治疗（包括禁食水、胃肠减压、营养支持、抗炎等）之后常能得到缓解。手术治疗适用于绝大多数非手术治疗无效以及反复发作的粘连性肠梗阻患者。

37. 什么是手术禁忌证?

专家回复：禁忌证是适应证的反义词，指药物或某些治疗不适宜应用于某些疾病、情况或特定的人群。手术禁忌证就是不能应用某种手术治疗的情况。

胃癌根治术的手术禁忌证包括：①全身状况恶化无法耐受手术；②肿瘤局部浸润过于广泛已无法切除，例如影像学检查高度怀疑或经活检证实的 3 或 4 级淋巴结转移，肿瘤侵犯或包绕主要大血管；③已有远处转移或腹膜种植的确切证据（包括腹水细胞学检查阳性）；④心、肺、肝、肾等重要脏器功能有明显缺陷，严重的低蛋白血症和贫血、营养不良、严重感染等情况。如患者有以上一种或多种情况，则不建议进行手术。

 38. 手术风险评估包括哪些内容?

专家回复：术前风险评估包括重要脏器功能的评估以及营养状态的评估。胃癌患者原有的其他疾病很可能已使某些器官功能发生异常，这些异常可能会影响机体对手术的耐受能力，与术后并发症和手术死亡率密切相关，对检查发现的各种异常术前应予纠正，如患者存在严重的脏器功能障碍且无法纠正，则应放弃手术，或病情好转后再行手术。

（1）心血管功能评估：详细的病史采集、心电图、超声心动图等检查，高血压患者术前控制血压，冠心病患者改善心肌血供，心律失常者需纠正心律，长期抗凝治疗者至少停用抗凝药1周。

（2）肺功能评估：胸片、动脉血气分析、肺功能等检查，吸烟者戒烟2周，有肺炎者先控制感染，肺功能不全者要注意术后的呼吸支持。

（3）肝、肾功能评估：抽血化验肝、肾功能、尿常规、超声检查等。急性肝炎或慢性肝炎活动期患者手术宜安排在病情稳定后，已有肾衰的病人酌情术前采取血液净化措施。

（4）血糖检测：术前应使糖尿病患者的空腹血糖控制在8～10mmol/L以下。

（5）对于贫血或低蛋白血症的患者，术前应酌情输血或补充白蛋白。

胃癌患者术前存在不同程度的摄食减少和消化吸收功能不良，40%～70%的患者存在营养不良。术前需根据患者的具体情况，选择合适的方法进行必要的营养支持。

39. 同时合并其他疾病对手术以及术后恢复有何影响?

专家回复:胃癌患者合并的其他疾病可能已使某些器官功能发生异常,这些异常可能会影响机体对手术的耐受能力。例如:

(1)冠心病患者在术中及术后容易发生心律失常、心绞痛发作、急性心肌梗死等情况。文献报道,心肌梗死后 3 个月内接受其他手术,导致心肌梗死的再发生率为 37%,心肌梗死后 6 个月以上再手术,再梗死的发生率为 5%。

(2)严重高血压患者在麻醉、手术过程中极易诱发脑血管意外、心力衰竭、心肌梗死等严重并发症。

(3)慢性支气管炎、支气管扩张、肺气肿等患者的呼吸功能已有不同程度的损害,受麻醉、手术创伤的影响,以后可能会发生肺不张或肺炎,术后发生呼吸衰竭的几率大大增加。

(4)糖尿病患者在手术创伤后可能出现明显的高血糖,严重时会发生酮症酸中毒。这不仅影响伤口的愈合,术后感染率也会相应增加。

(5)肝肾功能不全的患者,对手术耐受性较差,术后可能出现肝肾衰竭。

(6)贫血、低蛋白血症常为营养不良的表现,这类患者的组织修复能力、伤口愈合能力和抗感染能力均下降,术后吻合口瘘和各类感染的发生率很高。

 40. 我年龄比较大,能耐受手术吗?

专家回复:世界卫生组织对于老年人的定义为 65 岁以上,而其中 80 岁以上为高龄人群。老龄或高龄并不是胃癌手术的禁忌证。但老年胃癌患者由于可能合并多种基础疾病，伴随用药及脏器功能衰退（或者说重要脏器功能贮备较差），为胃癌治疗的特殊人群。胃癌手术属于大型手术，侵袭范围大、术后恢复时间长，手术前应根据老年患者的具体情况、伴随疾病等进行精细评估，需要格外慎重的平衡手术风险及收益。有时为了降低可能的风险，需要术前进行某些特殊干预（例如，冠心病患者行冠脉支架植入、糖尿病患者使用胰岛素降糖等）。

41. 纠正贫血及低蛋白血症有哪些手段？

专家回复：胃癌患者围手术期贫血及低蛋白血症的发生率均较高。贫血和低蛋白血症为术后恢复造成困难，并且增加并发症的几率。为保证手术安全，一般主张术前提高血红蛋白至 100g/L 以上，提高血清白蛋白至 30g/L 以上。

改善贫血最为直接的方法即为异体输血。除输血外，补充造血因子和原料也是提高血红蛋白的重要途径，临床常用的药物是重组人促红细胞生成素和铁剂。

低蛋白血症是营养不良的重要表现，如果病情允许，可在手术前给予肠内营养或者肠外营养支持 2 周。但是，当患者有比较明显的低蛋白血症时，营养支持往往难以在较短时期内将其纠正，必要时可直接输注人血白蛋白。

42. 营养不良对手术有何影响？

专家回复：大约一半的胃癌患者存在不同程度的营养不良。营养不良常导致术后并发症发生率和死亡率上升，放化疗不良反应发生率升高、住院时间延长、短期内再入院率提高、抑郁症发生率升高、生活质量下降、甚至生存期缩短。恶性肿瘤营养支持的目的是通过纠正和改善患者的营养状况和免疫功能，逆转上述过程，改善生活质量和延长生存期。

有一种民间的观点，认为营养支持可能对肿瘤生长有利，但是至今尚没有任何可信的临床研究证实这一观点。因此，只要患者存在营养不良或营养风险，即应考虑给予营养支持。营养支持的方式优先考虑肠内营养，可采用肠内营养乳剂。

43. 接受手术治疗前，患者能够做些什么?

专家回复：胃癌患者接受手术治疗前，一般需从心理、生理两个方面做好准备。

（1）心理准备：多数患者入院后会有不同程度的焦虑和恐惧心理，术前可以向医护人员诉说自己的担心和顾虑，与医护人员多交流，以了解手术的必要性和重要性。也可以与其他接受过胃癌手术的患者交流，增加对手术的认识和战胜疾病的信心。术前要保证充分的睡眠，注意保暖，预防感冒。

（2）生理准备：在护士的指导下，术前练习在床上大小便；了解术后咳嗽、咳痰的重要性，术前锻炼咳嗽、咳痰的正确方法；吸烟的患者术前2周戒烟。保证充足的能量摄入以改善机体营养状况，食欲差的患者可以口服肠内营养剂（例如瑞素、瑞代、安素等）加强营养。术前一天在护士指导下行肠道准备（即清肠），洗澡，术前12小时禁食禁水。

44. 手术中或手术后疼吗?

专家回复：胃癌手术的麻醉方式为全麻。麻醉诱导时，患者会渐渐感到头晕，很快便像睡着了一样失去记忆和知觉。麻醉生效后，医生才

301健康科普丛书——胃癌

开始手术，手术过程中患者不会有任何痛苦。手术结束醒来后短期内仍不能记忆，当记忆恢复时基本已回到病床上。所以对患者来说，无论手术时间有多长，都会感觉胃癌手术就像一眨眼那么快就结束了。手术结束后随着麻醉药物作用的逐渐减弱，患者常有不同程度的疼痛，以手术后当天疼痛最为剧烈，24 ~ 48 小时后疼痛会逐渐减轻。由于术后疼痛与伤口大小、伤口部位、体位、情绪、应用止痛泵等因素有关，所以疼痛的控制措施包括采取合适的体位、药物止痛以及减轻焦虑。止痛泵为最常用的止痛方法，平时为低剂量止痛药物缓慢释放，在疼痛难忍时可以按一次开关增加剂量以加强止痛效果。

45. 手术后一定要使用止痛泵吗?

专家回复：患者一定要明白疼痛不仅是一种症状，还是一种病态。疼痛会对机体的生理功能产生极大的影响。它可以促进肾上腺素的分泌增加，从而增加蛋白质和氧气的消耗，使机体产生更多的二氧化碳，降低机体的免疫功能。术后的创口疼痛会严重影响病人的康复和生活质量，所以一定要控制术后的疼痛程度。对于一些较简单的手术，如疝修补术、阑尾切除术等，由于术后疼痛较轻，持续时间较短，可不必使用止痛泵。但是对于胃癌根治术这种比较复杂的手术，应当在术后使用止痛泵控制患者的疼痛，加速其康复过程。

以往的镇痛治疗中，一般情况下当患者手术部位疼痛较剧烈时，才应用止痛药物。这样的给药方式已错过了镇痛治疗的最佳时机，许多患者在治疗后仍存在着不同程度的疼痛感。使用止痛泵给药能维持稳定的血药浓度，不会产生镇痛不全，也不会有呼吸抑制、成瘾等并发症发生。应用止痛泵后，术后病人手术部位的疼痛明显缓解，可尽早下床活动；

患者敢于咳嗽咳痰，这样有利于减少肺部感染等术后严重并发症，利于其早期康复。

临床研究已经证明：采用常规剂量的止痛药，产生成瘾的现象是非常罕见的。所以患者不要因为害怕上瘾现象的发生，而规避止痛泵的使用，这样反而不利于术后身体的恢复。

46. 手术后各种各样的"管道"有什么作用?

专家回复：胃癌患者手术后身上常用的"管道"包括鼻胃管、中心静脉导管、腹腔引流管、导尿管、空肠营养管等。

（1）鼻胃管术前经鼻孔插入胃腔内，起到胃肠减压和观察吻合口有无出血的作用。一般在排气后，胃管引流量不超过300ml时即可拔除。

（2）中心静脉导管是由颈肩部刺入颈内静脉或锁骨下静脉的静脉导管。肠外营养液及渗透压较高的液体等不适合从外周静脉输入的液体均应通过此管输入。停止补液治疗时一般可以拔除此管。

（3）腹腔引流管，起到引流腹腔渗液并通过引流液情况"观察"腹腔的作用。拔除时间由医生根据患者个人情况决定，一般于全天引流液小于50ml、进食后引流液性质无改变、无发热或者白细胞增高等情况时，即可拔除。

（4）导尿管，是在手术开始前，经尿道插入膀胱的橡胶管。用于手术期间持续性导尿，术后1～2天内方便观察尿量。一般于术后3～4天拔除。

（5）空肠营养管，即术中植入空肠并由腹壁引出的导管，并不常规放置。通过此管可以尽早的进行肠内营养，维持肠道功能与肠道内的菌群平衡。在术后1～3个月，患者经口进食可以满足机体需要后拔除。

47. 术后早期下床活动的目的是什么?

专家回复：胃癌患者术后尽早的下床活动可以增加肺活量，减少坠积性肺炎等肺部并发症；还可以改善全身血液循环，有利于切口愈合；也能够降低下肢深静脉血栓的发生率；有利于膀胱功能恢复，减少尿潴留的发生；预防肠粘连，对于患者胃肠道功能的恢复也有一定的好处。

胃癌术后第二天（约术后 24 小时后），即可鼓励患者克服疼痛，下床活动。活动应循序渐进，逐渐加量（在床边坐—在床边站—绕床周走—在病房内走—绕病房走廊走），活动中若出现心慌、气短等情况应及时停止活动，回床休息。活动中要特别注意保护身上挂满的"管道"，不要使"管道"脱出。

48. 什么是"通气"了?

专家回复："通气"即肛门排气，也就是俗称的"放屁"。这是胃肠手术后医生最为关心的问题之一。腹部手术会影响胃肠的蠕动功能，原因是复杂的，也是多方面的，包括：麻醉药物的抑制作用，手术对于胃肠道完整性的破坏导致的消化道内

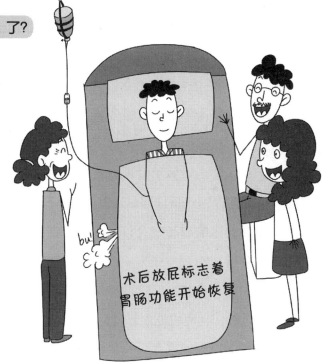

术后放屁标志着胃肠功能开始恢复

环境改变、紊乱，手术刺激使胃肠交感神经活动增强进而抑制胃肠道平滑肌的收缩，胃肠道激素分泌紊乱等。术后胃肠功能紊乱常见的表现就是腹胀甚至恶心、呕吐。而"通气"则是胃肠功能恢复的标志，也就意味着患者可以拔除胃管并开始进食了。术后持续胃肠减压、早期下床活动均可以促进胃肠功能的恢复。

49. 手术后何时能进食？

专家回复：一般情况下，胃癌患者于术后 3 ~ 4 天肛门排气、胃肠功能逐渐恢复后，即可开始进食。进食要循序渐进，按照无渣清流食、少渣流食、半流食、软食、普食顺序进食。遵循少食多餐原则，每餐食量不能多，因各人情况不同，没有绝对标准，主要根据食后是否有恶心、腹胀等不适来决定。每次进食后要注意自己的腹部感觉及有无发热等情况。若进食后出现腹部不适就应立即减量或停止进食。

50. 我害怕进食后，吻合口会不会裂开？

专家回复：不会的。很多胃癌患者术后都会有这种担心，其实并没有必要。在医生专业的指导下，术后合理的进食并不会导致吻合口裂开。那么怎么做属于合理进食，哪些情况又属于不合理进食呢？吻合口裂开的原因包括局部血运差、营养不良、感染、吻合口张力过高等。进食主要会影响胃肠吻合口的张力。在胃肠功能尚未恢复之前，过早的进食会增加吻合口张力，而在胃肠功能恢复之后，早期过量的进食也会增加吻合口张力，这两种情况就属于不合理进食，会带来吻合口裂开的风险。合理的进食方式是，在胃肠功能恢复后，遵循循序渐进、少食多餐的原则，进食后一旦出现腹胀、恶心等不适就立即减量或停止进食。这样做就会避免增加吻合口张力，也就不会带来吻合口裂开的风险了。

51. 胃癌手术后肿瘤还会复发吗?

专家回复：有可能。接受了手术的胃癌患者中的一部分人还是要面临胃癌复发、转移的结局。复发风险高低因人而异，与肿瘤分期、手术的"根治性"（规范性）以及规范的术后辅助治疗等密切相关。总体来说，早期胃癌患者术后复发率较低，进展期胃癌患者术后复发率较高，且分期越晚，复发率越高；同样的情况下，手术越规范、越标准，术后复发率越低；对于进展期胃癌，接受规范的术后辅助治疗的患者复发率要低于未接受辅助治疗者。

52. 胃癌术后复发、转移有哪些形式? 有什么表现?

专家回复：胃癌术后复发、转移有四种形式：局部复发、淋巴结转移、腹腔种植转移和血液转移（肝转移最常见）。复发或转移的临床表现各不相同，部分患者症状还比较隐匿，并无特殊不适，仅在复查时发现。比较典型的情况是，局部复发者表现为恶心、呕吐、黑便、进食不畅等；淋巴结转移者有时可于颈部发现肿大的淋巴结；腹腔种植转移者表现为腹胀、腹膨隆、肠梗阻、腹水等；血液转移者根据不同的转移器官，有不同的临床表现，如肝转移患者出现右上腹疼痛、黄疸等。

53. 术后为什么要定期复查?

专家回复：我们都要知道，无论何种恶性肿瘤在进行手术治疗后，并不是完全安全无忧了。肿瘤复发和转移是影响胃癌患者预后的主要因素，不少胃癌患者即使经根治性手术仍会因各种复发和转移而导致治疗失败。从某种意义上说，术后进行定期复查也是非常重要的一个治疗延续。通过正规和定期的复查，医生可以在第一时间掌握患者的健康状况，评估治疗效果，更关键的是可以尽早发现复发或转移的迹象，以便尽快给予患者相应治疗。因此在整个治疗结束后，无论患者有无症状，都应按照要求定期复查。

 54. 胃癌术后复发可以预防吗？

专家回复：胃癌和胃癌术后复发的发病机制十分复杂，目前仍有很多未解之谜，遗憾的情况是，没有什么办法可以完全避免胃癌术后的复发。胃癌手术除对病变较早的 I 期胃癌有较好的疗效外，对目前常见的进展期胃癌，单纯手术常不易取得满意的疗效，于是各种辅助治疗就应运而生，人们寄希望于借此提高疗效。目前大量的研究表明，辅助治疗（如化疗、放疗、靶向药物或生物治疗等）可以在一定程度上降低胃癌术后复发的风险。

 55. 术后辅助治疗手段有哪些？

专家回复：术后辅助治疗是指在根治性切除术后进行的各种治疗，目的是为了防止微小残存肿瘤的复发，主要包括：

（1）辅助化疗：胃癌单纯的手术治疗疗效欠佳，而不少有效的化疗药物或联合用药方案对胃癌的有效率常达 40% 以上，因此希望应用术后辅助化疗，处理根治术后可能存在的微小的隐匿的转移灶，以达到防止复发，提高疗效的目的。它是目前临床应用最为普遍、疗效最为确切的辅助治疗手段。

301健康科普丛书——胃癌

（2）辅助放疗：胃癌手术后肿瘤常会复发，因此局部辅助性放疗有可能提高手术的疗效。但是由于胃周有对放射线敏感的肾、肝、脾、小肠等脏器，这些器官很容易受到损伤，且可能出现较严重的不良反应，均限制了辅助放疗的开展。目前辅助放疗在国内临床应用不多。

（3）辅助放化疗：美国把辅助放化疗推荐为胃癌根治术后的标准治疗方案。但国内外不少学者对此持有疑义，所以目前国内临床应用不多。

（4）靶向治疗：有研究证实，对于 HER-2 阳性的晚期胃癌患者，曲妥珠单抗（一种靶向药物）联合标准化疗的疗效优于单纯化疗。靶向治疗是胃癌药物治疗的一个重要发展方向，但治疗费用较高，并且有严格的适应证。

（5）生物治疗：多数治疗方法仍处于基础研究或临床试验阶段，疗效有待进一步证实。

56. 我需要接受术后辅助治疗吗？

专家回复：胃癌患者手术后，医生会根据病理结果来决定是否行辅助治疗。那么，到底哪些患者术后需要接受辅助治疗呢？这里主要参照以下国际认可的胃癌治疗标准，分别介绍：

根据最新版《NCCN（美国国立综合癌症网络）胃癌临床实践指南》，下列情形的患者术后需要接受辅助治疗：①手术 R0（切缘镜下阴性）切除后，肿瘤侵犯至肌层且无淋巴结转移，具有高危因素的患者，高危因素包括肿瘤低分化或者组织学分级高（即肿瘤恶性程度较高）、淋巴管浸润、神经系统浸润、或年龄 <50 岁；②手术 R0（切缘镜下阴性）切除后，肿瘤侵犯浆膜下层以上或者有淋巴结转移者；③肿瘤残留（包

括切缘镜下残留及肉眼残留）者；④肿瘤远处转移者。

根据第3版日本《胃癌治疗指南》，下列情形的患者术后需要接受辅助治疗：病理分期为Ⅱ期以上（包括Ⅱ期）的患者（有两种情况需要除外：①肿瘤侵犯黏膜层或黏膜下层；②肿瘤侵犯浆膜下层且淋巴结无转移）。

57. 哪些情况需要尽快做手术，甚至需要紧急手术?

专家回复：当胃癌患者出现消化道大出血、穿孔、梗阻等并发症时，需要尽快行手术治疗，也就是说，以上情形的胃癌患者不适合做新辅助化疗。对于合并梗阻的患者，术前可先行禁食禁水、胃肠减压、静脉营养等保守治疗以缓解症状。而胃癌患者一旦出现大出血或者胃穿孔，临床症状均较重，保守治疗往往无效，患者随时可能有生命危险，这种情况下甚至需要急诊手术治疗。

58. 什么是剖腹探查?

专家回复：剖腹探查术是普外科医生用来寻找病因或确定病变程度进而采取相应手术的一种检查和（或）治疗方法。当胃癌局部浸润广泛尤其是侵犯周围脏器及重要血管时，术前影像学检查并不能十分准确地判断肿瘤的可切除性，一些微小的肝转移灶或腹腔种植病灶也很难在术前检查中发现，这些都需要在剖腹探查后才能明确。即便是肿瘤可以根治性切除，对于胃的切除范围、是行全胃切除或是胃大部切除，也需要剖腹探查后决定。如果胃癌患者合并穿孔或大出血，为了争分夺秒的抢救生命，往往也需要急诊剖腹探查来明确诊断并确定手术方案。

59. 什么是"开关术"？

专家回复："开关术"应该是外科医生与患者都不愿意接受的一种令人无奈的情况。在胃癌手术中，医生开腹后探查，发现肿瘤侵犯了周围重要的脏器或血管以致无法完整切除，或者已经出现广泛的腹腔种植转移，只好关腹结束手术的情况，称为"开关术"。它无法改善患者的预后，又给患者带来了围手术期的风险。尽管术前的影像学检查（尤其是腹部 CT）可以很好的评估肿瘤可切除与否，但是这些检查结果也仅是参考，尤其是肿瘤侵犯较广泛时，局部的情况很复杂，而且，腹腔内小的种植转移病灶往往在术前检查中无法被发现，最终还是需要开腹探查才能明确实际情况。因此说，"开关术"是无法完全避免的。

60. 什么是姑息性手术？

专家回复：姑息性手术是指当不能达到根治性切除肿瘤时（如伴有远处转移），为了改善患者的生活质量，或者降低癌负荷，或者预防和治疗梗阻、大出血、穿孔等而实施的手术。根据治疗目的的不同，姑息性手术方式有很多种，包括胃姑息切除（减瘤手术）、胃造口术、空肠造口术、各种短路手术等。其中，对于无症状患者是否应该实施减瘤手术，临床上存有争议。有个别回顾性临床研究报告，即使是非根治性切除，患者的预后仍较非切除患者更好，不过很多医生对此持有异议。近年来化疗的发展使得患者的生存时间显著延长。因此，减瘤手术是否可以改善患者预后仍不明确。

61. 什么是支持性手术?

专家回复：支持性手术是针对由于各种原因而不能进食的胃癌患者进行的一类手术，通过这类手术，可以使患者恢复饮食或者实现肠内营养，从而更好地提高生活质量和延长生存，它属于一种姑息性治疗。支持性手术包括各种旁路（短路）手术、胃造口术、空肠造口术等术式。

62. 什么是旁路（短路）术?

专家回复：晚期胃癌的病灶无法切除时，可能会引起消化道梗阻，为了预防或者治疗梗阻而将病灶远近两端的消化道吻合的手术方式称为旁路（短路）手术。旁路手术重建了患者的消化道，使食物可以按照设计重建的消化道路径通过，这样就保证了患者的进食，提高了生活质量。对于中下部胃癌伴有幽门梗阻者，通常选择胃－空肠吻合旁路手术。对于上部胃癌伴贲门梗阻者，可行食管－胃或食管－空肠吻合旁路手术，但此类手术通常需开胸才能完成，目前较少采用，更常见的做法是选择胃造口术或空肠造口术来实现肠内营养支持。

63. 什么是空肠造口术?

专家回复：空肠造口术是一种通过空肠造口植入营养管，以实现肠内营养支持的手术方式。患者由于上消化道梗阻、吻合口瘘或者刚刚接受过胃癌手术而无法进食时，可以通过空肠营养管将流质饮食注入。与肠外营养(即静脉营养)相比，这种肠内营养方式比较符合人体生理状态，能维持肠道结构和功能的完整，费用低，使用和监护方便，并发症较少。对于晚期胃癌患者，空肠营养管可以长期留置。对于临时性空肠造口的患者，待病情好转可以恢复进食后，可将营养管拔除，拔管时间一般须在术后 2 周以上，营养管拔除后，空肠造口可在数日内自行愈合。

64. 胃癌微创治疗的概念?

专家回复：微创的概念来源当人们患病后走进医院，在完成医疗的全过程中，无论是对疾病的诊断还是治疗，都必将会在肉体和精神上遭受到一定的损伤、创伤或伤害，但其程度则可能有所不同。尽可能少或小的创伤，使患者达到和保持最佳的稳定状态，是医生不断追求的目标。微创外科就是通过微小创伤或微小入路，将特殊器械、物理能量或化学药剂送入人体内，完成对人体内病变、畸形、创伤的灭活、切除、修复或重建等外科手术操作，以达到治疗目的的医学科学

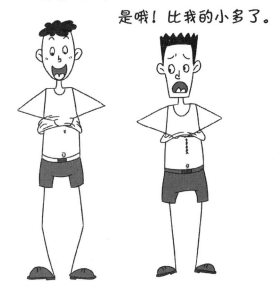

分支，其特点是对病人的创伤明显小于相应的传统外科手术。胃癌的微创治疗包括：早期胃癌的内镜下切除手术、腹腔镜胃癌切除术和机器人手术。

65. 什么是胃癌的内镜下切除术?

专家回复：胃癌的内镜下切除包括 EMR 和 ESD。

EMR 即内镜黏膜切除术（endoscopic mucosal resection），是指

在内镜下使胃黏膜上的病变隆起后，用钢线圈套并通过高频电流烧灼切除的方法。1984年，日本人首先将该技术用于诊治早期胃癌。此后随着内镜技术的进步以及内镜器械的改进和发明，EMR技术不断得到改进与创新。

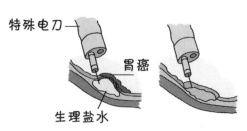

特殊电刀
胃癌
生理盐水

内镜下黏膜下层剥离

ESD即内镜黏膜下剥离术（endoscopic submucosal dissection），是指内镜下使用高频刀切开病变周围黏膜并剥离黏膜下层的切除方法。

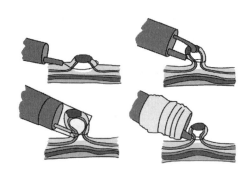

内镜下黏膜切除

1999年在日本首次用于治疗早期胃癌，目前国内部分医疗单位已经开始ESD治疗工作。

EMR和ESD是治疗早期胃癌及其癌前病变的有效手段，相对于外科手术，EMR和ESD具有方法简便、创伤性小、并发症少、住院时间短、疗效与外科手术相当等优点，充分体现了微创治疗的优越性。

66. 胃癌内镜下切除EMR/ESD的适应证有哪些？

专家回复：胃癌内镜下切除EMR/ESD适用于淋巴结转移可能性非常低，可在内镜下将肿瘤完整切除的肿瘤。

EMR/ESD 的绝对适应证为：2cm 以下的无溃疡发生的分化型黏膜内癌。符合以上条件的早期胃癌，目前推荐进行 EMR/ESD。

EMR/ESD 的扩大适应证为：① 2cm 以上的无溃疡发生的分化型黏膜内癌；② 3cm 以下的溃疡型的分化型黏膜内癌；③ 2cm 以下的无溃疡发生的未分化型黏膜内癌（且无脉管侵犯）；④术后病理证实为 3cm 以下的分化型胃癌且癌细胞越过黏膜肌层不超过 0.5mm 时。对于扩大适应证，内镜下切除缺乏足够的临床证据，目前属于应谨慎选择的试验性治疗方法。

67. 胃癌内镜下切除是否安全？

专家回复：胃癌内镜下切除是否安全需要从两个方面来回答：手术技术是否成熟；和外科手术相比，患者预后怎么样。

（1）胃癌内镜下切除经过了 20 多年的发展，伴随着内镜器械的改进和发明，在国内大的医学中心，技术已经比较成熟，其治疗早期胃癌的优越性已得到普遍认可。相对于外科手术，胃癌内镜下切除创伤性小、并发症少。常见的并发症为出血、穿孔，发生率均在 5% 左右。

（2）日本近万例的临床病理研究发现，早期胃癌手术治疗患者的 5 年生存率：黏膜内癌为 99.3%，黏膜下癌为 96.7%；而其淋巴结转移率：黏膜内癌约 1%，黏膜下癌约 3% 以下。可见，早期胃癌的淋巴结转移率很低，因此可以说，内镜手术能达到与外科手术同等的治疗效果。

68. 什么是腹腔镜胃癌切除术？

专家回复：腹腔镜胃癌切除手术就是在腹部的不同部位做数个（一般是五个）直径在 5 ~ 12mm 的小切口，通过小切口插入腹腔镜手术专用的摄像镜头和特殊的手术器械。插入腹腔内的摄像头可以实时拍摄腹腔内的情况，并将图像传输到电视屏幕上。外科医生通过观察屏幕上的图像，利用腹腔镜手术专用的手术器械在患者体外进行操作来完成胃癌根治术。可在上腹部切一个 6 ~ 7cm 的小切口，将肿瘤从腹腔内取出并在体外完成消化道重建。

69. 腹腔镜胃癌切除术有哪些优势?

专家回复：腹腔镜胃癌切除术属于胃癌微创治疗的一种。经过了近20年的发展，腹腔镜胃癌切除术的术中、术后并发症已与开腹手术无明显差异，甚至优于开腹手术，它的操作技术上的可行性、安全性已逐步得到证实。与开腹手术相比，腹腔镜胃癌切除术的优势在于：①术中创伤小，出血量少；手术视野广，放大效果好、更利于手术医生的精细操作。②患者术后恢复快，下床活动时间、拔胃管、进食时间都较早；同时住院时间缩短。③切口感

出血量少

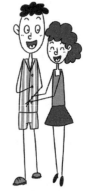

术后恢复快

腹腔镜胃癌切除术的优势

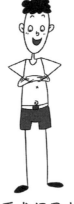

手术切口小

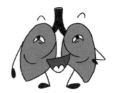

感染和肺部并发症少

染和肺部并发症少。④全身炎症反应轻。⑤手术切口小，美观。⑥机体免疫功能受到的影响较小。

70. 腹腔镜胃癌切除术能否达到"根治"效果?

专家回复：腹腔镜胃癌切除术能否达到开腹手术的"根治"效果，这是一个颇具争议的话题。争议的焦点在于患者接受腹腔镜胃癌切除术后的远期疗效，尤其是进展期胃癌患者的远期疗效。在大的医学中心，技术上腹腔镜胃癌切除已经可以达到开腹胃癌切除同样的手术效果，能够实现规范的胃周淋巴结清扫，手术时间、出血量等均无明显增加，并且具有创伤小、术后恢复快等优势。目前，腹腔镜胃癌切除术治疗较为早期的胃癌已被大家公认，而对中晚期胃癌的治疗仍需进一步的研究推广。

71. 腹腔镜胃癌切除术的禁忌证?

专家回复：腹腔镜胃癌切除术的禁忌证包括：全身情况不良，虽经术前治疗仍不能纠正者；有严重心、肺、肝、肾等疾患，不能耐受手术者；既往腹部手术、腹腔炎症等原因导致的腹腔严重粘连；既往曾有胃切除术病史；重度肥胖者；胃癌的急症手术（如上消化道大出血、穿孔等）；高龄者（往往存在心肺功能不良）。

此外，较为晚期的胃癌，伴大面积浆膜层受侵；或肿瘤直径大于10cm，或淋巴结转移灶融合并包绕重要血管；或肿瘤与周围组织广泛侵犯者，均不宜行腹腔镜手术。在腹腔镜手术中，确实出于患者安全考虑需行开腹手术者，或术中发现肿瘤在腹腔镜下不能切除或肿瘤切缘不充分者，应当及时转为开腹手术。

72. 机器人手术是什么? 机器人手术好吗?

专家回复:外科机器人是一种带有动力、由计算机控制、能够帮助定位和手术操作的外科器材。外科机器人技术是目前微创外科最前沿的技术。需要指出的是,机器人手术并不是"机器人"在做手术,而是医生通过远程操作系统,控制机械臂进行操作以完成手术。

外科机器人系统取得突破性进展的是达芬奇机器人系统的研制成功,该系统于 1999 年 1 月获得欧洲认证,2000 年 7 月通过了美国 FDA 认证,目前已用于腹部外科、心外科、胸外科、泌尿外科和妇产科。与普通腹腔镜手术比较,机器人手术系统有很多优点,其 3D 成像系统、灵活的机械手臂提高了主刀医生的操作能力,还可以通过软件处理来消除主刀医生手部的震颤,使手术操作的难度减低,相应的手术时间会减少。缺点是其设备昂贵、手术费用较高。目前国内临床应用仍较少。

73. 机器人手术的适应证和禁忌证是什么?

专家回复:机器人胃癌根治术从本质上讲,是属于腹腔镜微创的胃癌手术,有严格的手术适应证和禁忌证。目前该手术原则上只适用于早期胃癌和肿瘤局限于肌层且无明显淋巴结转移 (T2N0) 的进展期胃癌患者。禁

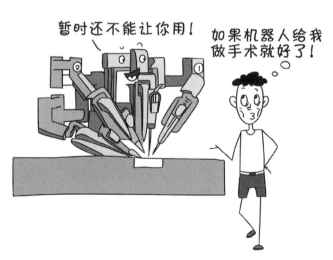

301健康科普丛书——胃癌

忌证同腹腔镜手术，这里不再赘述。

74. 胃癌术后复发了，我该怎么办？

专家回复：胃癌复发后应根据患者自身情况和肿瘤具体的情况决定下一步的治疗方案。①手术切除率较低，一般低于 30%，经验丰富的医学中心可达到 40% 以上。若复发的肿瘤局限于残胃，有手术切除的可能且身体状况好，可以考虑手术。②若不能手术，则需要根据患者的身体状况进行标准评分选择进行化疗或者支持治疗。化疗是最常规选择的治疗方案，可以遏制肿瘤生长，提高患者的生存期，而最佳支持治疗目的在于尽量减缓症状，提高患者的生存质量，尽可能延长生存期。

75. 什么是残胃癌？它和复发性胃癌有何不同？

专家回复：残胃癌是指因良性疾病行胃切除术后 5 年以上，或胃癌切除术后 15 ～ 20 年以后在残胃发生的胃癌。一般认为胃手术后 15 年内，残胃癌的发生率比一般人群的胃癌发生率低，而术后 15 年以上发生率逐渐增高，至术后 20 年以上，其发生率则比一般人群高出 6 ～ 7 倍。胃切除手术与十二指肠切除手术相比，两者残胃癌发生率大致相仿。胃次全切除术后做毕Ⅱ式和单纯胃-空肠吻合术者比，毕Ⅰ式更易发生残胃癌。

残胃癌的发病原因尚不清楚，一般认为胃手术后常可导致胆汁、胰液和肠液通过吻合口反流入残胃，引起残胃慢性萎缩性胃炎和息肉样病变，此为残胃癌发生的重要原因。

残胃癌是在胃的正常黏膜新发生的肿瘤，与肿瘤复发有一定不同，肿瘤复发是指胃癌术后潜伏下来的癌细胞重新爆发形成的肿瘤。

第三章
胃癌的化疗、放疗

 1. 什么是化疗?

专家回复：化疗（化学药物治疗），即用化学合成药物治疗疾病的方法，这些特殊的药物可杀灭肿瘤细胞，有时称为细胞毒药物。化疗是目前治疗肿瘤及某些自身免疫性疾病的主要手段之一，但在治疗中，患者普遍有明显的恶心呕吐等副作用，给患者带来不适感。许多化疗药物来源于自然，如植物，其他是人工合成。目前已超过 50 种化疗药物，如常用的有：表阿霉素、阿霉素、柔红霉素、丝裂霉素、氟尿嘧啶脱氧核苷酸等。这些药物经常以不同的强度联合应用。

2. 化疗能代替手术吗?

专家回复：化疗不能完全代替手术，对待不同病情的患者化疗表现出不同的作用。临床上化疗分为以下几类：

（1）姑息性化疗：以减轻症状、延长生存期、提高生活质量为目的的化疗。选择化疗方案时要权衡疗效与毒副作用的关系，本着减轻痛苦、缓解并发症、提高生存质量和延长生存期为目的。

（2）根治性化疗：对可治愈的敏感性肿瘤，如急淋白血病、恶性淋巴瘤、睾丸癌，目的是尽可能地杀灭肿瘤细胞，并采用巩固和强化化疗，以期达到治愈，要使用作用机制不同、毒性发应各异、而且单用有效的药物所组成的联合化疗方案多个疗程，间歇期尽量缩短以求完全杀灭肿瘤。

（3）辅助化疗：针对肿瘤原发灶手术切除或放疗后患者的化疗，也称为术后或放疗后化疗。目的是消灭术后或放疗后残留的肿瘤病灶或亚临床微小转移灶，有助于减少术后或放疗后肿瘤复发和转移，提高治愈率，实质上是根治性治疗的一部分。

（4）新辅助化疗：单用手术或放疗难以根除的肿瘤，在手术前应用化疗使肿瘤缩小并降期，增加手术切除机会或缩小手术切除范围；同时还可消灭亚临床灶及远处微小转移灶，减少局部复发和全身转移机会。

（5）研究性化疗：指探索性的新药或新化疗方案的临床试验，肿瘤晚期的患者可以试用。对于胃癌患者手术是治疗胃癌的主要方式，故化疗不能取代手术的治疗，可以对病人采用术前新辅助化疗或者术后辅助化疗，对于晚期的病人可给予姑息性化疗。

3. 化疗能否与其他治疗方式联合应用?

专家回复:可以。胃癌其他的治疗方法包括放疗,生物靶向治疗,中医治疗,综合治疗,支持治疗等。方案的选择会尽量趋向个体化。例如靶向治疗可以针对基因 HER-2 阳性的胃癌患者,具有副作用小,治疗效果较好等优点。

4. 胃癌化疗花费高吗?

专家回复:胃癌化疗常用到的药物包括:①化疗用药:奥沙利铂,卡培他滨,替吉奥胶囊等;②辅助用药:提高肝肾功能,增加免疫力的药物。化疗 1 次的费用一般是 8000 ~ 15 000 元,与所选药物是否为进口药物有关。化疗,对于病人来说,是要承受较大痛苦的事情,因此,很多人都不希望病人承受痛苦后治疗效果又不明显,感觉像是花了冤枉钱。因此建议大家,为了少花这种冤枉钱,最好的办法就是要到专业正规的医院进行治疗,不要贪图初始治疗的费用低而选择非正规医院,这只会增加病人的治疗痛苦和经济上的负担。

5. 国产化疗药物的疗效与进口药物有什么区别?

专家回复:虽然目前尚无明确的资料证明两种化疗药物的优劣,但从临床观察来看,国产化疗药与同类进口药相比,在疗效、耐受性及副作用等诸多方面相差无几。进口化疗药相对来讲药品纯度要好一些,而且,在各个方面临床应用数据比较可靠,但价格相对国产的还是要昂贵一些。

6. 各地医院化疗方案一致吗?

专家回复:胃癌的化疗方案在不同的医院大体一致,化疗方案都需要根据患者的个体情况进行制定及调整。

7. 胃癌患者为什么需要化疗?

专家回复:手术仍然是根治胃癌的最有效方法,但大部分患者(60% ~ 70%)在症状出现之前就已经有了局灶转移或邻近重要器官的转移,使得手术切除变得困难。因此,仅30% ~ 40%的患者可能通过单纯手术治疗而获治愈,其中位生存期为25个月,5年生存率约30%,大部分患者死于肿瘤再发或远处转移性疾病。化疗作为胃癌辅助治疗的一个重要手段,在临床上有着普遍的应用,但目前来看胃癌的化疗总体有效率较低,只能作为辅助疗法。

8. 胃癌患者都需要化疗吗? 什么样的患者需要化疗?

专家回复:胃癌根据病情可以分四期,早期胃癌不需要化疗,化疗一般针对进展期胃癌及晚期胃癌的患者。但对于早期胃癌有以下情况者应给予酌情化疗:①病理类型恶性程度高,例如印戒细胞癌,低分化腺癌;②脉管癌栓或淋巴结转移;③浅表广泛型癌灶面积大于$5cm^2$;④多发癌灶;⑤青年患者。

9. 在什么时机开始选择化疗?

专家回复:化疗一般作为手术的术前、术中和术后的辅助治疗,也可作为晚期病人的姑息性化疗。辅助方案的选择主要参考晚期胃癌有效的方案。辅助化疗的时机选择在术后无并发症、恢复良好即可于术后2～4周开始。辅助化疗的疗程以半年为限，不主张维持化疗。新辅助化疗方案主要采用晚期胃癌化疗方案，多为联合方案，要求疗效高、见效快、不良反应少，一般选择在确诊为胃癌，排除远处转移的进展期胃癌执行，术前给予2～4个周期联合化疗，术后1月再给予4～6周期的辅助化疗。

10. 化疗对胃癌患者有什么作用?

专家回复：化疗可以达到以下目的：①使病灶局限，以提高手术切除率。②减少术中肿瘤细胞播散、种植的机会。③根治术后辅助化疗，以消灭可能存在的残留病灶以防止转移和复发。④姑息性手术治疗后，可控制病情发展，延长生存期。⑤对于晚期的胃癌患者给予姑息性化疗，尽量延长患者生存率。

11. 为什么目前临床上对化疗开始重视起来?

专家回复：目前辅助化疗受到临床医生的高度重视，因为近年来对肿瘤开始转移时间的看法与过去有明显不同。过去认为肿瘤开始时仅是局部疾病，以后才向周围侵犯，先由淋巴道转移，最后经血路全身转移，因此治疗肿瘤的关键是早期将肿瘤彻底切除，手术范围力求广泛。但近年来已认识到肿瘤发生后，肿瘤细胞即不断自瘤体脱落并进入血循环。其中的大部分虽能被身体的免疫防御机制所消灭，但有少数未被消灭的肿瘤细胞却会成为复发和转移的根源，因此当临床发现肿瘤并进行手术时，事实上大部分患者已有远处转移。因此手术后应当早期配合全身化疗，抓住大部分肿瘤已被切除的机会，及时消灭已转移的微小病灶。

12. 什么叫做新辅助化疗?

专家回复:传统的辅助化疗是在术后进行,新辅助化疗是指在恶性肿瘤手术前应用的全身性化疗。在手术前先以全身化疗为第一步治疗,手术后继之完成全程化疗。不同于辅助化疗的"手术 – 化疗"模式,新辅助化疗的治疗模式为"化疗 – 手术 – 化疗",因此称为"新"。新辅助化疗是各种恶性肿瘤治疗的新进展,1989 年就已经有人提出了新辅助化疗的概念并报道了初步的临床治疗效果,认为某些癌症患者在手术之前先给予化疗可以提高治疗效果和预后效果。近年来,随着前瞻性随机对照研究方法的介入,新辅助化疗显示出良好的应用前景,越来越受到重视,已成为各种恶性肿瘤多学科综合治疗中的重要组成部分,其安全性也已经得到确认。

13. 新辅助化疗的目的是什么?

专家回复:新辅助化疗的目的在于:①尽早的治疗、甚至消灭微小转移灶,进而降低术后肿瘤复发率;②缩小瘤灶,提高了手术中完整切除肿瘤的概率,使部分无法手术根治的肿瘤降期达到可以手术根治,由于瘤体缩小可使手术范围相对缩小,也可以避免联合脏器切除;③有效的术前化疗在减轻肿瘤症状的同时也减轻了患者的精神负担;④避免手术后患者由于并发症或恢复差而延误化疗时机;⑤试验化疗药物的敏感性,采用新辅助化疗可观察到化疗前后肿瘤的大小、病理学及生物学指标的变化,直观的了解肿瘤对所给的化疗药物是否敏感。对某些化疗药物不敏感的,可及时调整,更换有效化疗药物。临床研究表明,新辅助化疗可能会成为癌症将来的标准治疗模式。

14. 新辅助化疗"新"在哪里?

专家回复: 常规的化疗是在手术后进行的, 而新辅助化疗是在手术前给予辅助化疗, 目前国际及国内的大量临床数据证明新辅助化疗可以在术前使肿瘤降级、降期, 提高胃癌手术切除率, 从而提高胃癌患者疗效。另外新辅助化疗还可以为术后化疗方案的选择提供指导。手术前给予辅助化疗的时间一般 3 ~ 4 个周期, 边化疗边评估。

15. 诊断胃癌后不是应该尽快接受手术吗? 新辅助化疗有哪些风险?

专家回复: 传统的观点认为, 一旦诊断胃癌后患者应该尽快接受手术, 患者及家属也因为害怕癌细胞全身转移而着急进行手术。但是需要认识到, 手术仅是胃癌治疗方案中的一环, 目前胃癌的治疗应采取以手术为主的多学科综合治疗模式。已经有较多的研究表明, 胃癌患者手术前先接受若干周期的化疗能够改善预后, 提高其生存率。

同任何治疗手段一样, 新辅助化疗也存在风险, 主要就是新辅助化疗对于部分患者无效, 在治疗过程中疾病进展而耽误了手术时机, 这部分患者的 5 年生存率将下降。虽然新辅助化疗为进展期胃癌患者增加了手术根治机会, 但仍需要个体化判断, 选择合适的病例及疗程, 才能为手术创造最佳条件。

16. 目前新辅助化疗的方案有哪些?

专家回复: 新辅助化疗方案有很多种, 主要有 CDF、FOLFOX、SOX 等。多年来, 国内外学者围绕胃癌的新辅助化疗进行了多方探索。大多主张联合用药, 方案基本出自晚期胃癌姑息化疗的经验。但所用药物仍多以

5- 氟尿嘧啶（5-Fu）为主，然后联合多柔比星、丝裂霉素、亚硝脲类或铂类药物中的一种或两种组成。胃癌新辅助化疗中第一项获得阳性结果（即新辅助化疗优于传统的治疗方法）的研究是可称为本领域里程碑的 MAGIC 研究，这项研究采用了 ECF 方案（表柔比星＋顺铂＋氟尿嘧啶），最终证实了新辅助化疗的确切疗效。其他研究较多的方案有：FOLFOX（奥沙利铂＋亚叶酸钙＋5- 氟尿嘧啶）、FP（5- 氟尿嘧啶＋顺铂）、SOX（替吉奥＋奥沙利铂）等。

 17. 新辅助化疗具体怎么操作？

专家回复：新辅助化疗有不同的化疗方案，但操作模式均大同小异。下面以我院胃癌新辅助化疗的 SOX（替吉奥＋奥沙利铂）方案为例，具体做以介绍：

初诊胃癌患者通过内镜超声、腹部 CT、腹腔镜探查及腹腔脱落细胞学等检查明确临床分期，选择临床分期为 Ⅱ、Ⅲ 期患者接受新辅助化疗。

SOX 方案，每 3 周为一个周期，具体用法：奥沙利铂 130mg/m^2 静滴 2 小时 第 1 天；替吉奥胶囊 80mg/m^2 口服（一般早 3 粒、晚 3 粒，饭后 30 分钟服药），连用 2 周，停用 1 周。用药期间定期监测血常规、肝肾功能。术前化疗 3 个周期，之后通过腹部 CT 评估疗效再行手术。化疗与手术的间隔时间以 3 周以上为宜。术后第 4 周继续化疗 3 ~ 5 个周期。

 18. 新辅助化疗的优点有哪些？

专家回复：新辅助化疗的优点在于：①可避免体内潜伏的继发灶，在原发灶切除后 1 ~ 7 天内由于体内肿瘤总量减少而加速生长；②可避免体内残留的肿瘤在手术后因凝血机制加强及免疫抑制而容易转移；

③使手术时肿瘤细胞活力低，不易播散等。但目前尚不能肯定其是否能提高肿瘤患者长期生存率。

它的作用机制可能不同于手术后 6～12 个疗程的辅助化疗，因此不能简单称为术前辅助化疗，而称为新辅助化疗或诱导化疗。化疗开始越早，产生抗药性的机会就越少，因此近年胃癌、乳腺癌等不少肿瘤均推荐采用新辅助化疗。

19. 化疗有哪些主要途径？

专家回复：主要是静脉给药、动脉给药、肌内注射、口服化疗药物、腹腔热灌注化疗。

静脉给药：①静脉注射：刺激性小的药物经过溶解后，可直接进入静脉内，如 MTX、CTX 经稀释后，可经周围静脉缓慢推注。②中心静脉置管：对于刺激性大的如多柔比星、去甲长春碱等，目前采用 PICC 置管、锁骨下深静脉置管（CVC）技术，通过中心静脉给药。在通过中心静脉置管后，用化疗药物前，应做 X 线摄片确定导管前端位置，确保导管置于血管内，注药时，要询问病人是否有不适的感觉。③静脉冲入法：由静脉快速冲入药液，强刺激性药物如氮芥（NH2），应先建立静脉通路，待输液通畅后，再稀释药液。方法：先关闭输液管调节夹后再推注药液，因为此类药物的作用时间只有 5～8 分钟，随即氧化失效，所以需快速注入。推注完毕后立即连接输液管，并快速冲入，输液 2～3 分钟后恢复原输液速度。④静脉滴注：经稀释后静脉输液（如果输液时间较长，一般选用静脉留置针输液，并每日更换血管），如抗代谢药氟尿嘧啶。需严格按照医嘱准确掌握输液速度，所以输液管每毫升滴数须经过检测。

动脉给药：为提高抗肿瘤药物在肿瘤局部的有效浓度，可使用动脉给药。对于浓度依赖性的抗肿瘤药物，局部药物浓度是决定疗效的关键因素之一。局部动脉给药的适应证：①肿瘤局部侵犯为主，远处转移少，如肝转移的治疗。②给药动脉主要供应肿瘤而较少供应正常组织。③所用的抗肿瘤药物，局部组织摄取快，全身灭活或代谢快，尤其是药物第一次通过肿瘤时即可被绝大部分吸收。

给药方法：①直接动脉注射：恶性脑肿瘤转移，可直接经动脉穿刺注入抗肿瘤药物；下肢软组织恶性肿瘤可经股动脉穿刺注入抗肿瘤药物；手术中不能切除的恶性肿瘤，如肝癌，可经肝动脉直接注入抗肿瘤药物。②通过导管动脉注射：采用手术，在X线照射下，将导管置于肿瘤供血的动脉内，如肝癌的介入治疗。

肌内注射：肌内注射适用于对组织无刺激性的药物，如塞替派、博来霉素、平阳霉素等。选择长针头做深部肌内注射，以利于药物的吸收。如果药物为油类制剂，吸收差，需制订计划，轮换并记录注射部位。

口服药物：需装入胶囊或制成肠溶制剂，以减轻药物对胃黏膜的刺激，并防止药物被胃酸破坏。如复方替加氟、卡培他滨、氟尿嘧啶等，宜睡前服用，并与盐酸异丙嗪和碳酸氢钠同服。

腹腔热灌注化疗：一般选用可重复使用、刺激性小、抗肿瘤活性好的药物，以提高药物疗效。每次注药前可通过留置的中心静脉导管抽尽积液，注入药物后，协助病人更换体位，使药物与腔壁充分接触，最大限度地发挥药物作用。

20. 动脉灌注化疗与全身静脉化疗相比有哪些特点?

专家回复：

（1）局部肿瘤组织药物浓度明显提高，全身体循环药物浓度明显降低。

（2）全身副作用明显降低，而局部脏器药物反应相对较重。

（3）局部灌注所用化疗药的剂量可以大大提高。

（4）疗效明显提高。动脉灌注化疗使用方法主要是将导管插入动脉内并经该导管灌注化疗药物。

21. 动脉灌注化疗主要用于哪些情况下？

专家回复：目前动脉灌注化疗主要用于肝癌的治疗，动脉插管的方法有开腹插管（经胃、十二指肠动脉或经胃网膜右动脉插管）及经股动脉插管。近年来皮下灌注泵的应用大大地简化了动脉灌注的操作。胃癌患者发生肝脏转移后，可以选择肝脏动脉灌注化疗，以达到控制疾病的目的。

22. 动脉灌注化疗的并发症有哪些？

专家回复：主要有导管感染、导管堵塞、导管脱落以及化疗本身的并发症如肝功能损害、骨髓抑制等。

23. 为什么需要腹腔热灌注化疗？

专家回复：目前胃肠道肿瘤虽然根治术后生存率有一定的提高，但是由于大多数病例就诊时较晚，术后复发的机会较多，因此采用腹腔内化疗以期减少腹腔内复发。癌肿发展到一定阶段，病变累及浆膜，就可能出现浆膜

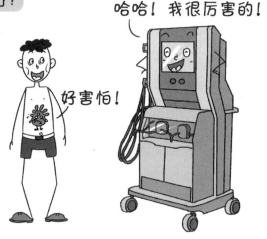

面癌细胞的脱落，成为腹腔内游离癌细胞，引起腹腔种植。药代动力学显示腹腔内给药的药物浓度明显高于全身给药。腹腔内化疗应在术中或术后早期开始，此时体内肿瘤负荷最小，肿瘤细胞增殖速度相应加快，对化疗敏感；若延缓治疗，肿瘤负荷大，化疗效果差，另外手术时腹腔内粘连松解，而新的粘连尚未形成，药物易达到腹腔内所有的部位。腹腔内化疗主要使用于卵巢癌切除术后有微小的残留病灶、胃肠道癌术后有残留，或有高度复发及转移危险、腹膜间皮瘤等。

24. 腹腔热灌注化疗是怎么起作用?

专家回复：腹腔内游离癌细胞和残余微小病灶的存在，是腹腔内恶性肿瘤术后复发和肝转移的关键因素，它具有极强的再生能力，极易种植于手术解剖损伤的腹膜表面、裸露的间皮下结缔组织上，从而引起术后局部复发和转移。

腹腔内游离细胞来源：①肿瘤细胞浸透腹腔脏器浆膜，直接落入腹腔，其阳性率与肿瘤生物学特性和浆膜浸润面积成正比；②术中未能妥善隔离，落入胃肠腔内的癌细胞随胃肠液经残端流入腹腔；③手术区域被切断的血管淋巴管内癌栓随血流和淋巴液流入腹腔。

腹腔内残存微小病灶包括：①无法彻底手术切除的微小癌灶；②腹腔内癌细胞被手术区域内纤维素样物凝固后形成保护层，使之不易被免疫细胞吞噬，形成残存小癌灶，加之因手术和麻醉等打击，机体免疫力下降，癌细胞增殖，形成肿块，最终导致腹腔局部区域复发和转移。

腹腔热灌注化疗的抗癌机理：①肿瘤组织细胞具有热敏感性，与正常组织细胞具有不同的温度耐受性。肿瘤组织与正常组织存在解剖结构上的差异，使肿瘤组织内血流小于正常组织，加热后肿瘤内血流更为减少，可致肿瘤组织内环境改变、缺氧、pH 值下降、营养不足，从而损伤肿瘤组织细胞。有关研究表明，正常组织细胞能耐受 47℃高温持续 1 小时，肿瘤组织细胞在 43℃持续 1 小时即出现不可逆损害。TRL 型热化疗灌注机能恒定地保持腹腔温度达 42 ～ 43℃ 1 小时以上，可使腹腔内癌细胞受到不可逆损害。②理论上，肿瘤细胞直接接触的抗癌药物浓度越高，越有利于发挥抗癌效应。腹腔热灌注化疗能使腹腔内抗癌药的浓度大大高于体循环浓度，可达数倍到上百倍，高浓度抗癌药可直接杀灭和消除腹腔内游离癌细胞和残存微小病灶。体循环药物浓度低，可减少或避免全身毒副作用。③抗癌药与热疗具有协同作用，热能促进化疗药与癌靶细胞结合，并使其活性增强；热可改变癌细胞膜透性，有利于一些化疗药渗入肿瘤细胞内，增强其作用；热能增加某些抗癌药与癌细胞 DNA 交联，增强对癌细胞杀伤作用；热还能抑制化疗后肿瘤细胞的修复。腹腔热灌注化疗充分利用了热与抗癌药的协同作用。④大容量灌注能使化疗液充分与腹腔内脏器及腹膜接触，通过机械冲刷作用，可直接清除腹腔内游离癌细胞。

 25. 腹腔内化疗有哪些并发症？适应证和禁忌证是什么？

专家回复：腹腔内化疗的并发症有切口感染，腹膜炎、切口出血、化疗药外漏等。

适应证：①侵及浆膜或被膜的腹腔内恶性肿瘤可手术根治者，尤适于进展期胃肠恶性肿瘤，肝、胆、胰恶性肿瘤，卵巢、子宫恶性肿瘤等；②已有腹膜弥散微小转移癌结节，仅可姑息切除原发灶的腹腔内恶性肿瘤患者；③手术后腹腔内复发转移者，结合手术应用；④癌性腹水或胸水。

禁忌证：①严重心血管系统疾病患者；②有明显肝肾功能不全者；③骨髓抑制。

26. 为什么化疗期间有的肿瘤会继续长大?

专家回复：影响化疗效果的一个重要问题是肿瘤产生了对细胞毒药物的耐药性。耐药性的产生机制，尤其是多药耐药性问题是目前研究的一个重点。有些肿瘤细胞一开始对抗肿瘤药物就具有抗药性，称天然耐药性；有些肿瘤细胞是在化疗过程中产生耐药性的，称获得性耐药。一般来说，对一种抗肿瘤药物产生抗药性后，对非同类型药物仍敏感；然而还有一些癌细胞对一种抗肿瘤药物产生耐药性，同时对其他非同类药物也产生抗药性，即多药耐药性。耐药产生的机制很多，研究较多的是p-糖蛋白参与的耐药。肿瘤产生耐药性，药物就不能杀伤肿瘤细胞了。

27. 肿瘤耐药产生的机制有哪些?

专家回复：

（1）DNA修复能力的增强与耐药的关系。

（2）P-糖蛋白与多药耐药。

（3）谷胱甘肽S-转移酶（GSTs）与肿瘤耐药性。

（4）可能与肿瘤耐药有关的其他因素：①拓扑异构酶Ⅱ；②蛋白激酶C(PKC)。

28. 怎么知道化疗有没有效果?

专家回复：如果有肿瘤的话，肿瘤缩小了就说明化疗有效果。如果肿瘤已经切除了，那就看是否有病情发展，如果不发展就说明化疗有效果了。第 2 次化疗后会进行效果评估，如果效果不佳应更换化疗方案。

29. 目前胃癌常用的化疗方案有哪些?

专家回复:

FAM 方案: 5- 氟尿嘧啶 + 阿霉素 + 丝裂霉素

ECF 方案: 表阿霉素 + 顺铂 +5- 氟尿嘧啶

EAP 方案: 阿霉素 + 顺铂

LFEP 方案: 亚叶酸钙 +5- 氟尿嘧啶 + 表阿霉素 + 顺铂

PELF 方案（每周方案）: 顺铂 + 表阿霉素，亚叶酸钙 +5- 氟尿嘧啶

HELF 方案: 羟基喜树碱; VP-16（足叶乙苷），醛氢叶酸，5- 氟尿嘧啶

PFC 方案: 紫杉醇 +5- 氟尿嘧啶 + 顺铂

FOLFOX: 奥沙利铂 +5- 氟尿嘧啶 + 亚叶酸钙

SOX: 奥沙利铂 + 替吉奥胶囊

XELOX: 奥沙利铂 + 卡培他滨

FOLFIRI: 伊立替康 + 亚叶酸钙 +5- 氟尿嘧啶

30. 解放军总医院普通外科胃癌化疗目前常用什么方案?

专家回复: 我院普通外科目前给予胃癌患者化疗方案主要有 SOX、XELOX、FOLFOX 方案等。

31. 什么是 SOX? 与其他化疗方案有哪些不同?

专家回复: SOX 主要药物是替吉奥 + 奥沙利铂。替吉奥（S-1）是

继替加氟尿嘧啶复方制剂 (UTF) 之后新一代呋哺氟尿嘧啶复方制剂，由替加氟、吉莫斯特、奥替拉西组成。奥沙利铂是一种新的铂类抗癌药，与氟尿嘧啶类药物联合使用比单药效果更佳。

32. 什么是 XELOX 方案?

专家回复：XELOX 方案主要药物是卡培他滨 + 奥沙利铂。卡培他滨是一种口服氟尿嘧啶氨甲酸酯类抗癌药，属 5- 氟尿嘧啶前体药。此药口服可完整地由小肠吸收，通过肝脏和肿瘤内经羧酸酯酶，胞苷脱氨酶，形成两种中间产物脱氧氟胞苷及脱氧氟尿苷，最后由胸苷磷酸化酶催化为 5- 氟尿嘧啶。胸苷磷酸化酶在包括胃癌在内的多种肿瘤组织中的活性明显高于正常组织，卡培他滨选择性在肿瘤内激活，对正常组织影响较小。实验发现胸苷磷酸化酶在胃癌及周围淋巴组织含量均高，因此卡培他滨对胃癌原发灶与淋巴结转移灶均有治疗作用。

33. 哪种化疗药物效果最好?

专家回复：不同的化疗药物对不同的人有不同效果，因而需要制定符合个体差异的辅助化疗及新辅助化疗方案。通过生化技术研究抗肿瘤药物分子作用机制，可以判断治疗的敏感性。随着对肿瘤生物学的深入认识，胃癌的化学治疗将更有效，未来的化疗方案将会因人而异，这样也会减少治疗不足或治疗过度的现象。

34. 胃癌的患者怎么选择化疗方案?

专家回复：临床医生根据患者自身情况和一些辅助检查结果，主要是病理免疫组化的结果，从专业的角度制定化疗方案。

35. 胃癌患者化疗一般有哪些常见不良反应?

专家回复:胃癌患者化疗时可能会出现下列常见不良反应:①骨髓抑制:常攻击那些增殖旺盛的组织、器官,尤其是对血液系统损伤是临床最常见的。轻度不良反应可引起外周血细胞呈不同程度减少。②胃肠道不良反应:放化疗可引起胃肠道黏膜损害,出现程度不同的胃肠道不良反应。轻者胃部不适,恶心欲吐,不思饮食等;重者胃痛、腹痛、呕吐、严重影响进食,甚至可导致水、电解质与酸碱平衡紊乱,严重营养不良等。③脏器功能损害:几乎所有的放化疗药物都可引起脏器损害。肝脏损害:轻者出现腹胀、恶心、食欲不振、甚至黄疸等,严重者可出现肝脏功能衰竭;肾脏损害:早期无明显症状,时常见有尿少等临床表现,尿素氮异常,血肌酐升高往往是慢性或急性肾脏功能不全的征兆;心脏损害:可导致原有心脏病的加剧,并可诱发严重的心律失常,其表现就是心动过速、早搏、心动过缓等,严重的可导致心力衰竭。④免疫功能降低:癌症病人机体免疫功能处于明显紊乱状态,失去了对癌细胞的监控能力,并允许癌细胞在体内持续生长与高速增殖。同时,放化疗又进一步摧毁病人的免疫功能。并由此招致严重的感染,促使病情进行性加重或恶化。另外,放化疗也可引起脱发、皮肤损害等。

36. 如何面对化疗不良反应?

专家回复:虽然化疗有上述许多不良反应,但化疗是有效治疗癌症的手段,对化疗过分恐惧和悲观,不但无助于癌症的治疗,相反,由于精神过度紧张和焦虑,影响正常饮食及睡眠,会降低机体的抵抗力,促使癌症更快发展。因此,应做好心理准备,放下思想包袱,调整好作息,

301健康科普丛书——胃癌

加强营养,增强自身的抵抗力,积极配合医生进行治疗,争取最好的疗效。

 37. 化疗期间如何自我护理?

专家回复: 化疗期间需要做到以下几点。

(1)加强营养: 摄取足够热量和营养: 如果食欲欠佳,可少食多餐。

(2)预防感冒: 化疗患者发生感染的危险性较高,因此要避免与患感冒、流感或其他疾病的人接触。

(3)适度锻炼: 适度活动可对抗疲劳,帮助保持精力和体力,但事先请和医师商量。

(4)不良事件及时汇报: 出现下列任何不良反应时,应立即向主管医师报告,以便他们及时帮助控制。发热、静脉输注部位发红或肿胀、吞咽疼痛、咳嗽并有黏痰、咽喉痛、寒战、尿痛、持续性呕吐、持续性腹泻、持续咳嗽、脱水症状(失水过多)、乏力、口渴、口干、眩晕、尿量减少等。

 38. 化疗期间还应注意什么?

专家回复:

(1)要保持情绪稳定,以减轻不良反应,取得最好的疗效。

(2)要合理地安排饮食。

(3)要注意保护皮肤: 患者在化疗时若出现皮肤损害应加强对皮肤的保养,禁用有刺激性的洗涤用品。若出现皮炎或色素沉着时,不要搔抓或乱涂药膏。如出现脱发时,则应加强对头皮的保护,防止暴晒。

(4)要避免怀孕: 女性肿瘤患者在接受化疗期间应避免怀孕,因为有相当一部分化疗药物具有致突变、致畸变的作用。

（5）要注意预防感染：由于化疗药物可不同程度地抑制人体的骨髓和免疫功能，使机体的抗病能力下降，因而容易使患者发生多种感染性疾病。因此，患者在化疗期间应做到生活有规律、劳逸结合，并保证充足的睡眠。除了病重卧床外，患者要进行适当的锻炼，以增强机体的抗病能力，尽量避免出现感染性疾病。

39. 化疗期间怎么加强营养?

专家回复：日常生活中要注意营养合理，食物尽量做到多样化，多吃高蛋白、多维生素、低动物脂肪、易消化的食物及新鲜水果、蔬菜，不吃陈旧变质或刺激性的东西，少吃薰、烤、腌泡、油炸、过咸的食品，主食粗细粮搭配，以保证营养平衡。化疗期间，由于药物在杀伤肿瘤细胞的同时，难免会使正常的细胞受到一定损害，产生相应的毒副反应，如免疫功能下降、白细胞减少、消化道黏膜溃疡、脱发等。此时，病人宜补充高蛋白质食品，如奶类、瘦肉、鱼、动物肝脏、红枣、赤豆等。河蟹、黄鳝、黑鱼、牛肉等也有助于升高白细胞。如出现食欲不振、消化不良，可增加健脾开胃食品，如山楂、白扁豆、萝卜、香蕈、陈皮等。

40. 什么是放疗?

专家回复：放疗就是放射治疗，指用射线消除病灶，放射治疗作为治疗恶性肿瘤的一个重要手段，对于许多癌症可以产生较好效果。但是放疗会产生放射性皮炎、放射性食管炎以及食欲下降、恶心、呕吐、腹痛、腹泻或便秘等诸多毒副反应，利用中药与化疗进行配合治疗，不但可有效地消除这些毒副反应，而且还可以增加癌细胞的放射敏感性，帮助放射线彻底杀灭癌细胞。放疗可单独使用，也可与手术、化疗等配合，作为综合治疗的一部分，以提高癌症的治愈率。在手术前先做一段放疗使肿瘤体积缩小些，便可使原来不能手术的患者争取到手术的机会。对晚期癌症则可通过姑息性放疗达到缓解肿瘤压迫、止痛等效果。

41. 胃癌患者能否接受放射治疗?

专家回复：放疗目前仅作为胃癌手术的新辅助或辅助治疗手段，单纯放疗应用于晚期胃癌患者的姑息治疗有一定作用。西方国家对胃癌放疗研究较多，多项研究表明放疗能使患者获益，目前已将围手术期联合化放疗作为胃癌的标准辅助治疗方式加以推荐。但是，胃癌放疗在国内研究和应用较少，主要原因是在中国、日本、韩国等东亚国家，胃癌的治疗更倚重于根治性手术及围手术期化疗。这种情况下，放疗能否改善胃癌患者预后的研究太少，缺乏说服力，且胃癌的放疗定位要求较高，并发症也较多，因此，国内多数医疗中心并未把放疗作为胃癌的常规治疗方式。

42. 放疗有哪些副作用?

专家回复：放疗不能减轻化疗的毒性作用，化疗也不能减少放疗的损伤作用，如化疗抑制全身的骨髓，放疗也会产生局部的骨髓抑制，病人常常因骨髓抑制血象低而无法继续治疗。放疗对肝、肾、胃肠道的损伤也相当大，所以综合治疗时，放疗的剂量受到很大限制，对不敏感的肿瘤难以提高剂量，效果就差。化疗后对身体免疫力影响也较大，身体情况也受到很大损伤，使放疗时无法用较大的治疗野。所以，综合治疗时应尽量选择对所放疗脏器毒性小的化疗药物。

（1）全身反应：表现为一系列的功能紊乱与失调，如精神不振，食欲下降，身体衰弱，疲乏，恶心呕吐，食后胀满等，轻微者可不做处理，重者应及时治疗，结合中医中药，提高机体的免疫力。

（2）局部反应：①皮肤：干性皮肤表现为皮肤瘙痒，色素沉着及脱皮，能产生永久浅褐色斑。湿性皮肤表现为照射部位湿疹、水疱，严重时可造成糜烂、破溃，如破溃局部可涂美宝湿润烧伤膏，并暂停放疗。②黏膜反应：口腔黏膜红肿、红斑、充血，严重的可合并溃疡、感染。

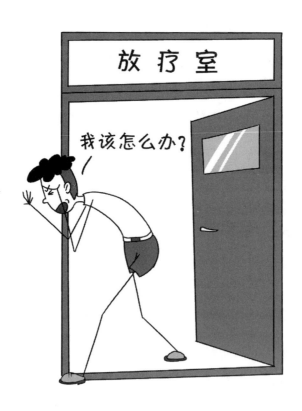

43. 放疗引起黏膜的病变时，应怎么处理？

专家回复：轻度的黏膜反应，要注意保持口腔清洁，饭后用软毛刷双氟牙膏刷牙，应进软食，勿食过冷、过硬、过热食物，禁辛辣刺激性食物，戒烟酒，可服用清热解毒类药物，如牛黄解毒片、六神丸等。

中度的黏膜反应可根据病人口腔 pH 值选择适宜的漱口液，8 ~ 10 次 / 日，含漱 2 分钟，并且口腔喷药，常用桂林西瓜霜、双料喉风散、金黄散、溃疡糊等，以保护口腔黏膜，消炎止痛，促进溃疡愈合，鼓励病人大胆进食高蛋白、高维生素、易消化的食物。

重度的黏膜反应需暂停放疗，加强口腔护理，4 次 / 日，清除脓性分泌物，督促病人漱口，每日 8 ~ 10 次，为防止霉菌、真菌的感染，并加服氟康唑，每日 50 ~ 100mg，并静点抗生素，补充高营养液，如氨基酸、白蛋白等，促进溃疡的愈合。

44. 胃癌患者怎么选择放疗？

专家回复：目前唯一可治愈胃癌的手段仍是手术治疗，然而由于早期胃癌症状不典型，在明确诊断时，大多数病人已处于进展期，进展期胃癌单独手术治疗失败率高，术后局部复发率高达 40% ~ 85%，预防和控制局部复发是提高患者生存率的关键问题，作为局部治疗手段的放射治疗因此成为一种选择。由于早期放疗技术的局限性，肿瘤靶区难以勾画、周围敏感脏器（肝、肾、脊髓、小肠等）的保护难以更好解决，支持疗法的缺乏，严重毒副反应的出现以及部分学者提出的放射敏感性的问题等，曾认为胃癌不适于放疗，对胃癌很少采取放疗。近年来，随着治疗观念的转换、支持疗法的进步、化疗药物的更新、基础研究的深入，特别是随着计算机技术，影像技术的快速发展，放射治疗发生了突破性的进展。立体定向适形放疗、三维调强放疗技术、CT 模拟定位和治疗计划、借助 MRT，PET/CT 勾画靶区、评价放疗疗效等放疗技术和方法的应用以及新的放射增敏剂和放射保护剂的应用，极大地改善了放射治疗精度，减少了正常组织损伤，为放疗作为重要的局部治疗手段再次进入胃癌术后的辅助治疗领域创造了条件，并在临床应用中获得了良好效果。目前认为胃和其他消化道器官一样属于放射相对敏感的组织，胃腺癌与其他上皮细胞恶性肿瘤一样可能对放疗较化疗更敏感。胃癌放射治疗达 4000 ～ 4500cGy 后可以清除其照射野内的亚临床病灶。在常规分次照射中，胃、小肠、结肠受到 4500cGy 水平的中等剂量照射后，基本不发生严重的并发症。且小范围照射甚至可以耐受 6000cGy 以上的剂量。在多年的临床应用中，放疗以术前、术中和术后三种主要方式参与了胃癌的辅助治疗，并取得了一定的疗效。术前放疗是指对某些进展期胃癌，临床上为提高切除率而进行的术前局部照射，每次 200cGy，5 次 / 周，共 4 周，总量为 4000cGy；停止放疗 10 ～ 14 天后行手术；术前放疗能使 60％以上病人的原发肿瘤有不同程度的退缩，切除率比单纯手术组提高 5.3％～ 20％。胃癌的术中放疗是指肿瘤切除后建立胃肠吻合前，针对以腹腔动脉为中心的手术野进行一次大剂量照射，以 3000 ～ 3500cGy 为宜。对进展期胃癌可提高 5 年生存率约 10％；对原发灶已切除、淋巴结转移在两组以内或原发灶侵及浆膜面并累及胰腺、无腹膜及肝转移者可行术中放疗。进展期胃癌术后单独应用化疗或放疗均未能提高生存率，所以许多学者着眼于进展期胃癌的术后联合放化疗，认为对于进展期胃癌病人，术后应用放疗联合化疗，放疗可迅速杀死局部残存癌细胞，提高肿瘤细胞局部控制率；化疗抑制或消除亚临床病灶的远处转移，对潜在转移灶有杀伤作用，从而获得满意的生存率。胃癌术后联合放化疗这种模式是基于直肠癌辅助放化疗的成功经验。在直肠癌，根治术后的同步放化疗已成为标准治疗方案。近年来在美国，根据临床试验以及随后的多组评估试验证明，胃癌根治术后局部放疗联合以 5- 氟尿嘧啶为基础的化疗明显提高了进展期胃癌术后的生存率，毒副反应可接受。胃癌术后放疗可适用于肿瘤分化差、肿瘤侵及浆膜、有淋巴结转移、肿瘤距切缘较近或切缘阳性、胃癌姑息性切除或探查术后以及胃癌术后复发等。术后放疗剂量以 4500 ~ 5000cGy 为宜，每次 180 ~ 200cGy，5 次 / 周。术后联合放化疗在美国已成为进展期胃癌术后的标准治疗。

45. 放疗的患者应怎么护理?

专家回复：

（1）心理支持：亲属应及时掌握病人的思想情况，除了给予身体上的照顾外，还应注意精神上的支持，及时消除病人的顾虑和紧张情绪从而配合治疗。

（2）保护照射野"标记"：放疗前医生精确地定照射部位，并画上红线，作为放射治疗标记。放疗标记与外科手术部位一样重要，一定要保持清晰，色线变淡，应请医生画清晰，切勿洗脱"标记"，否则重画线不可能与原来完全一样，从而影响疗效。

（3）饮食调理：病人常因放射线的损害，出现厌食、恶心、呕吐等不良反应，应针对病人的具体情况，加强营养。如鼓励多吃富含维生素 A 的蔬菜，多食牛奶、鱼肝油、鸡蛋和其他高蛋白易消化饮食，以利于机体修复损伤的组织。重要的是不要让病人在接受放疗期间有体重的明显下降。经验表明：食欲好、进食多对肿瘤治疗及副作用的克服都有益。放疗期有些病人还伴有嗅觉和味觉的改变，如：口发苦、吃糖不甜，受不住烹调的气味等，所以在食物的调配上，注意色、香、味，少量多餐，餐前适当控制疼痛，饭前散步等。同时应禁烟酒，避免辣煎炸等刺激性食物和过硬食物，鼓励病人多饮汤水，加速体内毒素的排泄。

（4）照射野皮肤护理：射线照射后皮肤会发生不同程度的急性反应，表现为红斑、烧灼感、瘙痒、破损脱屑等。减轻放疗造成的急性皮肤反应的方法是：保持照射野皮肤清洁、干燥、防止感染，局部皮肤避免刺激，做到"五勿四禁一忌一不"。勿用手抓搓，勿穿硬质高领衣服（颈部照射者），勿在强烈阳光下暴晒，勿做红外线等各种理疗；禁贴胶布或胶膏，禁注射，禁热敷，禁自行用药；忌用肥皂或护肤霜洗擦；不搽刺激性或含重金属的药物，如碘酒、红汞、万花油等。对需要刮胡须或刮毛发的反应区域，使用电动刮刀。

（5）规律的生活和作息时间：保证充足的睡眠，避免疲劳和情绪激动，可减轻放疗反应。

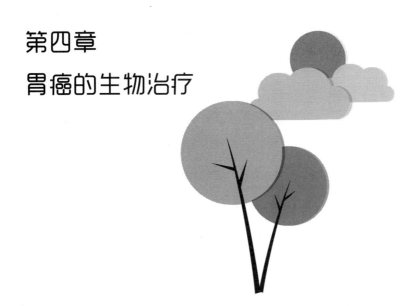

第四章
胃癌的生物治疗

 1. 什么是生物治疗?

专家回复：生物治疗是一个广泛的概念，近年来，生物治疗已被视为继手术、放疗和化疗后发展的第四治疗模式，可以涉及一切应用生物大分子进行治疗的方法，种类十分繁多。其主要是免疫治疗，已成为目前肿瘤治疗研究的热点。肿瘤生物治疗是指通过机体防御机制或生物制剂的作用以调节机体自身的生物学反应，从而抑制或消除肿瘤生长的治疗方法，系利用和激发机体的免疫反应来对抗、抑制和杀灭癌细胞。它包含肿瘤的基因治疗和肿瘤免疫治疗。伴随近年来人类基因组研究取得的丰硕成果，以免疫治疗为主的生物治疗已成为胃癌治疗中最为活跃的研究领域之一，并逐渐成为临床上重要而有效的辅助治疗手段。

2. 生物治疗和细胞治疗是一样吗?

专家回复:这两种治疗方式是有区别的,生物治疗从操作模式上可分为非细胞治疗和细胞治疗。细胞治疗具体是指利用患者自体(或异体)的成体细胞(或干细胞)对组织、器官进行修复的治疗方法。广泛用于骨髓移植、晚期肝硬化、股骨头坏死、恶性肿瘤、心肌梗死等疾病。

3. 生物治疗是最后救命的稻草吗?

专家回复:生物治疗已被视为继手术、放疗和化疗后发展的第四治疗模式。在部分对手术、放化疗都无效的患者来说,生物治疗不失为一种有益的尝试。生物治疗适用于多种实体肿瘤,包括恶性黑色素瘤、前列腺癌、肾癌、膀胱癌、卵巢癌、结肠癌、直肠癌、乳腺癌、宫颈癌、肺癌、喉癌、鼻咽癌、胰腺癌、肝癌、胃癌等实体瘤手术后防止复发,也可以用于多发性骨髓瘤、B淋巴瘤和白血病等血液系统恶性肿瘤的复发,还可以用于上述肿瘤的进一步巩固治疗,达到延长生存期、提高生活质量和抑制肿瘤恶化的目的。运用正常人赖以生存而肿瘤患者表达较低的生物细胞因子调动机体自身的免疫力量达到抗肿瘤作用,与放疗和化疗相比,副作用很小;通过主动免疫能够激发全身性的抗肿瘤效应,作用范围更加广泛,特别适用于多发病灶或有广泛转移的恶性肿瘤;采用分子靶向药物进行治疗,目标明确,对肿瘤细胞以外的正常细胞无影响,对不宜进行手术的中晚期肿瘤患者, 能够明显遏制肿瘤的进展,延长患者生命。

4. 生物治疗不能用于哪些情况?

专家回复:生物治疗不适用于 T 细胞淋巴瘤患者、器官移植后长期使用免疫抑制药物和正在使用免疫抑制药物的自身免疫病的患者。

5. 生物治疗能代替手术吗?

专家回复:生物治疗是不能代替手术治疗的。机体发生恶性肿瘤后,尽早手术切除是第一选择。但是单纯手术疗法不能清除残留在血液和淋巴系统中的肿瘤细胞,因此,手术后或失去手术时机的患者,需要进行化学和放射治疗。然而放、化疗也不够全面,应辅以其他方面的治疗。其中,免疫治疗已成为肿瘤治疗的有效手段,也是提高机体自身抗肿瘤能力的有效手段。

手术后进行免疫治疗,可显著增强肿瘤患者免疫系统功能,有利于清除术后体内残留的癌细胞(及微转移灶),降低局部复发和远处转移发生的几率。

6. 生物治疗能否与其他治疗方式联合应用?

专家回复:癌症治疗的关键是提高肿瘤综合治疗疗效。在肿瘤放疗和化疗间歇期间进行免疫治疗,有助于使患者更能耐受放疗和化疗的毒副反应,并增强抗御肿瘤的能力,提高恶性肿瘤综合治疗的效果。

生物治疗也是少数肿瘤的主要治疗手段:如免疫治疗是肾癌、恶性黑色素瘤等一些对放化疗敏感性较低的特殊类型恶性肿瘤的主要治疗手段。

7. 什么样的胃癌需要生物治疗?

专家回复：目前胃癌基因治疗还主要处于研究阶段，临床应用的主要是免疫治疗，免疫治疗的首选对象为Ⅳ期胃癌患者，合并有广泛的淋巴结转移和（或）腹腔内种植转移；其次作为胃癌的辅助治疗与手术、放疗、化疗综合应用，可补充及激活机体特异性免疫系统以对抗肿瘤形成，提高机体的抗癌能力。

8. 生物治疗花费高吗?

专家回复：每个人的病情不同，有不同的治疗方案，治疗方案中所采用的药物也是不同的，所以产生的费用也不尽相同。而且具体治疗方案需要由有经验的医生根据患者病情、一般情况、经济承受力等多方面综合考虑指定。

9. 生物治疗的疗效如何?

专家回复：尽管近几年生物制药与治疗技术都取得了明显的进展，但肿瘤生物治疗的研究及临床应用仍有许多问题要解决，如需发现更多有意义的肿瘤分子靶标并开发多靶点药物从而进一步提高单靶点治疗药物的有效率；肿瘤的发生常是多基因突变导致的结果，纠正单个基因的治疗方法难以取得很好的疗效；治疗性 DC 肿瘤疫苗临床前研究取得了较好结果，但临床疗效仍存在疑问；DC 种类、抗原种类、免疫剂量、免疫途径与常规治疗的联合等需要进一步探索。

10. 如何选择正规的生物治疗机构? 不同医院的治疗方式是一样的吗?

专家回复: 生物治疗作为一种新兴的治疗手段, 具有较高的科技含量, 由于缺乏长期的临床检验, 治疗当中的不确定性仍然存在, 所以广大患者在选择治疗机构时应综合考虑。建议选择较大规模的正规综合型医院, 各方面技术力量较全面的大型综合性医院, 避免轻信网上飞天的广告。

11. 什么是机体的免疫系统?

专家回复: 人体免疫系统具有识别和排除抗原性物质、维持机体生理平衡和稳定的作用, 即免疫监视、免疫防御和免疫稳定。目前免疫功能对肿瘤的发生、发展的确切影响尚未完全明了。正常情况下, 机体可以发现并消灭体内出现的少量异常细胞, 防止细胞发生癌变。但在肿瘤恶性转化增殖过程中发现, 肿瘤可以通过多种机制逃避免疫监视, 而为机体免疫系统所耐受。所谓免疫治疗是指通过调整机体对肿瘤的免疫反应而产生抗肿瘤效果的方法。胃癌的免疫治疗是一个相对较新的领域, 包括主动性免疫治疗和被动性免疫治疗。

12. 机体免疫能发挥什么作用?

专家回复: 免疫系统是人体的防御体系, 通俗的说可以叫做抵抗力, 一方面发挥着清除细菌、病毒、外来异物的功能; 另一方面消除体内衰老细胞以及发生突变的细胞(有的突变细胞会变成癌细胞)。生物治疗的主旨是提高自身的免疫力, 肿瘤的有效治疗依赖于手术、放疗、化疗和免疫治疗等方法的有效配合, 即综合治疗。生物治疗是指通过各种方式, 激发和增强肿瘤患者免疫功能。

13. 胃癌与机体免疫有什么关系?

专家回复：机体免疫系统和癌细胞相互作用的结果决定了癌症的最终演变。对于健康的人来说，其免疫系统的强大足以及时清除突变的癌细胞。但对于癌症病人来说，普遍存在免疫系统低下，不能有效地识别、杀灭癌症细胞；另一方面，癌症细胞大量增殖，会进一步抑制患者的免疫功能，而且，癌症细胞有多种机制来逃脱免疫细胞的识别与杀伤。

14. 什么是肿瘤免疫?

专家回复：肿瘤免疫是研究肿瘤的抗原性、机体的免疫功能与肿瘤发生、发展的相互关系，机体对肿瘤的免疫应答及其抗肿瘤免疫的机制、肿瘤的免疫诊断和免疫防治的科学。设想肿瘤细胞可能存在着与正常组织不同的抗原成分，通过检测这种抗原成分或用这种抗原成分诱导机体的抗肿瘤免疫应答，可以达到诊断和治疗肿瘤的目的。

15. 什么是肿瘤免疫治疗?

专家回复：癌症的免疫治疗就是借助分子生物学技术和细胞工程技术，提高癌症的免疫原性，给机体补充足够数量的功能正常的免疫细胞和相关分子，激发和增强机体抗瘤免疫应答，提高癌症对机体抗癌症免疫效应的敏感性，在体内、外诱导癌症特异性和非特异性效应细胞和分子，达到最终清除癌症的目的。

16. 胃癌肿瘤免疫治疗的现状如何?

专家回复：胃癌免疫治疗的研究仍在不断进行中，但其提高胃癌患者存活率的临床价值尚不明确。各种随机临床研究的结论因样本的大小、治疗方案以及机体对免疫治疗的敏感性而不同，目前较为肯定的疗效基于胃癌术后联合免疫治疗和（或）化疗方案，有报道，一位ⅢA期胃癌患者接受此联合治疗方案，术后5年无复发。免疫治疗的目的在于对抗肿瘤形成，及诱导瘤细胞的凋亡，抗胃癌新生血管的形成，所以推测免疫治疗可以联合其他治疗形式应用于各个时期的胃癌。

17. 肿瘤免疫治疗的技术成熟吗？安全吗？

专家回复：免疫治疗是目前最为成熟、应用最为广泛的肿瘤生物治疗方法。肿瘤生物治疗将成为日后癌症肿瘤治疗的主导。肿瘤免疫治疗作为一种新兴的治疗手段，在提高患者的免疫应答能力、缓解放疗和化疗的毒副作用、抑制残留癌细胞的生长等方面表现出非常重要的作用。但目前生物治疗在临床上仅对少数肿瘤有效，还仅作为手术、化疗和放疗的辅助措施。尽管如此，相信随着新的基因被发现，新的作用机制被阐明，人们对癌变发展分子生物学的进一步认识，生物治疗在胃癌等恶性肿瘤的综合治疗中将发挥越来越大的作用，展示出更广阔的临床应用前景，必将成为人类医治恶性肿瘤的重要手段。

18. 肿瘤免疫治疗的优势是什么？

专家回复：目前，手术仍是胃癌的主要治疗方法，但疗效几乎已达极限，进一步提高生存率依赖综合治疗水平的进步。化疗以其全身治疗效果而用于杀灭原发肿瘤病灶及其微量转移病灶。然而，尽管按照作用机制互补和副作用避免重叠的原则将几种化疗药物作为化疗方案联合应用，大多数的胃癌患者仍难以治愈。此外，化疗方案的各种毒副作用常损害正常组织，从而降低患者的生活质量。目前进展期胃癌疗效仍不理想，术后 5 年生存率仅有 30% ～ 40%。术后复发、转移是主要原因。肿瘤的复发及转移是导致患者死亡的主要因素。这是因为：机体存在可让肿瘤细胞逃脱免疫监视机制的因素，即免疫逃逸和免疫耐受机制，其原因是：肿瘤细胞缺乏确切的特异抗原，肿瘤抗原的调变，肿瘤细胞免疫原性弱等原因。同时肿瘤形成后，机体的免疫功能进一步受抑制，包括：肿瘤病人的树突状细胞数量下降，功能受到不同程度的影响；淋巴细胞数量减少且功能受到抑制；肿瘤细胞分泌抑制性因子（如 IL-10、TGF-β 等）；肿瘤细胞诱导抑制性免疫细胞阻碍抗肿瘤免疫效应。因此如何有效地调动免疫系统杀伤肿瘤细胞的能力就是免疫治疗的关键。因此生物 / 免疫治疗在胃癌综合治疗中受到越来越多地重视。

19. 生物治疗有哪些不良反应?

专家回复：生物治疗是一种尚处于研究阶段的治疗，对于不良反应还没有较完善的循证医学支持，但在医疗工作者的临床工作中可以总结出一些较常见的不良反应给广大患者参考：如寒战、发热、恶心、肌痛、关节痛、过敏、牙龈萎缩、牙周炎、牙痛、牙龈出血、口腔溃疡等。

20. 胃癌的免疫治疗有哪些方法?

专家回复：胃癌的免疫治疗有很多种方法，包括非特异性免疫治疗、细胞因子治疗、过继性免疫细胞治疗、分子靶向治疗、肿瘤疫苗治疗和基因治疗等。

21. 生物治疗多久能够生效？生物治疗效果不佳，还用继续治疗吗？

专家回复：生物治疗也是一种比较强调个体化治疗的治疗手段，机体对治疗的反应差别较大，但对于生物治疗不能盲从，如果治疗效果不佳要根据各项检验指标综合考虑，是治疗方案不适合？还是疗程未满？慎重选择后续治疗方案。

22. 什么是非特异性免疫治疗？

专家回复：非特异性免疫治疗是应用最多的疗法。此法可提高机体细胞的免疫反应，加强机体网状内皮系统的吞噬功能。此外，非特异性免疫治疗所用的体液免疫抗体、补体亦有促进分泌作用，从而增强机体的抗癌能力，达到破坏和消灭肿瘤细胞的目的。

常用药物包括：①卡介苗(BCG)原是预防人类结核病的疫苗。BCG的抗肿瘤作用主要是通过细胞免疫，促进单核巨细胞增生，增强T细胞、NK细胞免疫活性和多种细胞因子的释放。临床上经常用于膀胱癌病人的膀胱灌注。不良反应为偶尔见低热。②左旋咪唑(Levamisole，LMS)是一种低毒性的广谱抗蠕虫药。他能提高吞噬细胞的吞噬功能，是临床常用的简便免疫口服剂，有助于防止手术后早期肿瘤转移复发。不良反应可见胃肠不适或流感样症状。③多糖类及中草药。临床常用的有香菇多糖、云芝多糖、多抗甲素等；中草药有黄芪、党参、灵芝、刺五加人参、白花蛇舌草、鱼腥草、蒲公英、山豆根等。④免疫组织和免疫细胞制剂，如胸腺素、转移因子、免疫核糖核酸等。临床最常用的是胸腺素，一般无明显的副作用。

目前胃癌研究中多以香菇多糖与化疗联合为主，结论倾向于肯定。

23. 什么是细胞因子治疗?

专家回复:细胞因子是由免疫细胞(淋巴细胞、单核巨噬细胞等)及其相关的细胞产生的调节其他免疫细胞或靶细胞功能的可溶性蛋白,大多属于糖蛋白。目前,利用基因工程技术生产的重组细胞因子作为生物应答调节剂(BRM)治疗肿瘤、造血障碍、感染等已收到良好的疗效,成为新一代的药物。目前已批准生产的细胞因子药物包括干扰素(INF)α、β、γ,Epo,GM-CSF,G-CSF,IL-2,正在进行临床试验的包括 IL-1、3、4、6、11,M-CSF,SCF,肿瘤坏死因子 TGF-β 等。细胞因子疗法(cytokine therapy)基本上可分为两种,即细胞因子补充和添加疗法及细胞因子阻断和拮抗疗法。目前应用于临床的细胞因子主要是 CSF,IL-2,TGF,TNF 等。但上述细胞因子对胃癌的治疗多还在研究中,临床效应尚不明确。

24. 什么是过继性免疫细胞治疗?

专家回复:过继性免疫细胞治疗一直是肿瘤免疫治疗中最活跃的领域。过继性免疫细胞疗法(adoptive cellular immunotherapy, ACI 或 AIT),是指向肿瘤患者转输具有抗肿瘤活性的免疫细胞(特异性和非特异性的),直接杀伤肿瘤或激发机体的免疫应答杀伤肿瘤细胞。临床上是指将体外激活的自体或异体免疫效应细胞输注给患者,以杀伤患者体内的肿瘤细胞的一种治疗方式。机体内具有杀伤作用的淋巴细胞有自然杀伤细胞(NK)、细胞毒性 T 细胞(CTL)、细胞因子诱导的杀伤细胞(CIK)等,它们本身就具有抗肿瘤细胞的能力。因此,增加上述淋巴细胞的数量,就能够有效地消灭肿瘤细胞,这就是细胞免疫疗法的基本理念。基于以上原理，目前多种免疫细胞被应用于临床。国外开展树突状细胞(DC)以及 CIK/CTL 体内输注进行肿瘤生物治疗已获美国 FDA 和欧盟国家卫生机构批准进入临床。国内已有多家医疗单位在临床开展了肿瘤的免疫细胞转输治疗。目前应用于胃癌的免疫细胞包括 NK 细胞、外周树突状细胞（DC）、CIK 细胞、肿瘤浸润淋巴细胞 TIL/CTL 细胞等。

25. 什么是 NK 细胞治疗？

专家回复：NK 细胞即自然杀伤细胞，它是人体防御体系的第一道屏障。它通常处于休眠状态，一旦被激活，它们会渗透到大多数组织中攻击肿瘤细胞和病毒感染细胞。NK 细胞是人体先天免疫的核心组成部分，是肿瘤细胞免疫的基础。由于 NK 细胞的杀伤活性无需识别肿瘤特异性抗原，因此称为自然杀伤活性。也就是说，NK 细胞并不能识别特定的肿瘤细胞，但对于异常细胞具有宽泛的杀伤作用，这种非识别是其弱点，但同时也使其具有杀伤范围广的优势。

26. 什么是 CIK 细胞治疗？

专家回复：CIK 细胞，即细胞因子诱导的杀伤细胞(Cytokine Induced Killer，CIK)，是一种新型的免疫活性细胞，CIK 增殖能力强，细胞毒作用强，具有一定的免疫特性。由于该细胞同时表达 CD3 和 CD56 两种膜蛋白分子，故又称为 NK 细胞（自然杀伤细胞）样 T 淋巴细胞，兼具有 T 淋巴细胞强大的抗瘤活性，和 NK 细胞的非 MHC 限制性杀瘤优点。该细胞对肿瘤细胞的识别能力很强，如同"细胞导弹"，能精确制导肿瘤细胞，但不会伤及"无辜"的正常细胞。尤其对手术后或放化疗后患者效果显著，能消除残留微小的转移病灶，防止癌细胞扩散和复发，提高

第三篇——胃癌的综合治疗

机体免疫力,因此,CIK 细胞与其他过继性免疫治疗细胞相比,具有增殖速度更快、杀瘤活性更高、杀瘤谱更广等优点。

27. 什么是 DC 细胞治疗?

专家回复:树突状细胞(dendritic cell,DC)是机体中功能最强的专职抗原递呈细胞,它能高效地摄取、加工处理和递呈抗原。DC 细胞与肿瘤的发生、发展有着密切关系,是激活机体免疫系统、激发抵御癌症侵袭最有效的途径之一。通过大量体外活化培养负载肿瘤抗原的 DC 细胞,在细胞数量达到规模化后回输给病人,可诱导机体产生强烈的抗肿瘤免疫反应。

28. 什么是 DC+CIK 细胞治疗?

专家回复:DC+CIK(或 DC/CIK)是指与 DC 细胞共培养的 CIK 细胞。成熟的 DC 可以识别并将肿瘤抗原提呈给 T 细胞,有效抵制肿瘤细胞的免疫逃逸机制。CIK 细胞和 DC 细胞是细胞免疫治疗的 2 个重要组成部分,两者联合可确保高效的免疫反应。将 CIK 细胞和同源 DC 细胞共培养后即可获得 DC-CIK 细胞。它既可促进 DC 细胞的成熟,更能促进 CIK 的增殖,并加强其抗肿瘤活性。DC 细胞是机体免疫应答的始动者,能够诱导持久有力的特异性抗肿瘤免疫反应;CIK 细胞可通过非特异性免疫杀伤作用清除肿瘤患者体内微小残余病灶,所以负载肿瘤抗原的 DC 与 CIK 的有机结合(即 DC-CIK 细胞)能产生特异性和非特异性的双重抗肿瘤效应。在 CIK 细胞免疫治疗的基础上,进一步提高了治疗的特异性和有效性。

29. 什么是 CTL 细胞治疗?

专家回复: 细胞毒性 T 细胞（cytotoxic T-lymphocyte, CTL）为一种特异 T 细胞, 专门分泌各种细胞因子参与免疫作用。对某些病毒、肿瘤细胞等抗原物质具有杀伤作用, 与自然细胞构成机体抗病毒、抗肿瘤免疫的重要防线。它的作用特点: 可连续杀伤靶细胞, 具有高效性; 具有抗原特异性。CTL 细胞免疫传输疗法是利用自身静脉血的淋巴细胞, 在体外通过靶细胞抗原和淋巴因子的诱导, 分化扩增成具有强大杀伤力的 CTL 细胞, 再经静脉回输体内, 从而有效地发挥免疫效应, 达到清除病毒和杀伤肿瘤细胞的作用。

30. 什么是 TIL 细胞治疗?

专家回复: TIL 细胞是一种淋巴细胞, 称为肿瘤浸润淋巴细胞（TIL）, 即从肿瘤组织中提取的 T 细胞。其本身具备对肿瘤细胞的特异性识别能力。它是一种新型的抗肿瘤效应细胞, 具有高效、特异、副作用小等优点。经测试 TIL 细胞的抗肿瘤效果是 LAK 的 50 ~ 100 倍, 因此它有着巨大的潜在治疗价值。但其缺点是获得此类细胞的方法困难, 数量有限, 使其应用受限, 目前多数仍处于实验室阶段。

31. 什么是分子靶向治疗?

专家回复: 所谓的分子靶向治疗, 是在细胞分子水平上, 针对已经明确的致癌位点（该位点可以是肿瘤细胞内部的一个蛋白分子, 也可以是一个基因片段）, 来设计相应的治疗药物, 药物进入体内会特异地选择致癌位点来相结合发生作用, 使肿瘤细胞特异性死亡, 而不会波及肿瘤周围的正常组织细胞，所以分子靶向治疗又被称为"生物导弹"。分子靶向治疗之所以受到密切关注，并引起研究者不断探究的兴趣，是因为它以肿瘤细胞的特性改变为作用靶点，在发挥更强的抗肿瘤活性的同时，减少对正常细胞的毒副作用。这种有的放矢的治疗方法为肿瘤治疗指明了新的方向。

32. 目前胃癌分子靶向治疗药物有哪些?

目前应用于胃癌的分子靶向治疗药物包括抗 EGFR 的单抗，如西妥昔单抗（cetuximab,erbitux）；抗 HER-2 的单抗，如赫赛汀（trastuzumab,herceptin）；血管内皮生长因子受体抑制剂，如 bevacizumab(avastin）以及多靶点阻断的 sutent(sunitinib)。已经完成的治疗效果分析表明：上述分子靶向治疗药物，可能对具有相应靶点的胃癌患者具有一定的疗效，但尚需进一步研究和应用进行证实。

33. 什么是肿瘤疫苗治疗?

专家回复：肿瘤疫苗也是近年研究的热点之一，其原理是通过激活患者自身免疫系统，利用肿瘤细胞或肿瘤抗原物质诱导机体的特异性细胞免疫和体液免疫反应，增强机体的抗癌能力，阻止肿瘤的生长、扩散和复发，以达到清除或控制肿瘤的目的。方法是将自身或异体同种肿瘤细胞，经过物理因素(照射、高温)、化学因素(酶消化)以及生物因素(病毒感染、基因转移等)的处理，改变或消除其致瘤性，保留其免疫原性，常与佐剂(卡介苗等)联合应用。

34. 肿瘤疫苗有哪几种?

专家回复:根据肿瘤疫苗的具体用途,可分为两种:一种是预防性疫苗,如用与某些特殊肿瘤发生有关的基因制备疫苗,接种于具有遗传易感性的健康人群,进而可以控制肿瘤的发生。另一种是治疗性疫苗,它以肿瘤相关抗原为基础,主要用于化疗后的辅助治疗。根据肿瘤疫苗的来源,又可分为肿瘤细胞疫苗、基因疫苗、多肽疫苗、树突状细胞疫苗、CTL 表位肽疫苗等。

目前胃癌的疫苗研究尚处于探索阶段。

35. 什么是肿瘤基因治疗?

专家回复:随着对肿瘤的研究在分子水平上取得突破性进展,肿瘤的基因治疗已成为当前研究的热点。基因治疗(gene therapy)是指将外源正常基因导入靶细胞,以纠正或补偿因基因缺陷和异常引起的疾病,以达到治疗目的。也就是将外源基因通过基因转移技术将其插入病人的适当的受体细胞中,使外源基因制造的产物能治疗某种疾病。简而言之,基因治疗是指通过基因水平的操纵而达到治疗或预防疾病的疗法。

人类基因治疗的探索始于 20 世纪 80 年代初,目前已由动物实验向临床试验过渡。基因治疗肿瘤的动物试验疗效很好,但在临床试验中,仅少数可观察到肯定疗效。其原因可能是:人体是复杂整体,外源基因进入人体后,尚无法控制其整合与表达;肿瘤是多基因病,仅仅修正 1 ~ 2 个异常基因,难以将其彻底控制;人体肿瘤负荷远大于实验动物,治疗难度大;人体肿瘤多为自发瘤,免疫原性弱,机体免疫耐受时间长,抗肿瘤免疫难以调动;外源基因在人体内的转染效率及表达水平均很低,不能满足治疗肿瘤的需要等。

　　胃癌的基因治疗基本处于实验室研究的初期阶段。然而，需要指出的是，免疫疗法虽然具备其他疗法所不具备的一些优势，但并不能完全替代其他治疗手段，在恶性肿瘤的治疗之中，应当提倡的是综合治疗方案。

第五章

胃癌的营养支持治疗

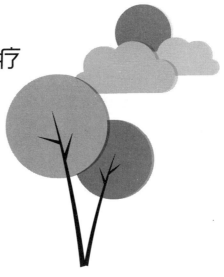

 1. 人体最需要的营养是什么?

专家回复：人体所需营养素是非常多的，一般来说，人体所需要的营养素包括蛋白质、脂肪、碳水化合物、水、矿物质、维生素和膳食纤维。

蛋白质（人体的工程师）

由 22 种氨基酸组成，是生命的基础物质，占人体重量的 16%，用来制造血液、肌肉、皮肤、头发、指甲等人体器官，控制人体发育过程，修补和维持人体组织。广泛分布于人体组织中。

脂肪（人体的燃料）

人体贮存的能量的主要物质，分布于人体各大脏器之间，关节和神经组织的隔离层。保护身体组织，避免机械摩擦，起着保温、固定作用。

碳水化合物（人体的驱动器）

碳水化合物也称糖，是人体能量提供的主要物质，供给肌肉和脑部活动所需的能量。

水（人体的运输网）

水有构成体液，输送营养，调节体温，排除废物之功能。人体内60%是水，水能保证人体血液循环的量，保持各器官正常新陈代谢。

矿物质（身心调控员）

矿物质是构成人体各组织的重要材料，如钙、磷、镁是骨骼、牙齿的重要成分，钠、钾是细胞内、外液的重要成分。人体内的新陈代谢，每天均有一定量的矿物质参与。如果矿物质摄入不足将给人体造成很多疾病，如骨质疏松、消化不良、贫血、恶性肿瘤等疾病。矿物质包括常量元素和微量元素。常量元素：占人体重量的万分之一以上，如：碳、氢、氧、钙、磷、镁、钠、钾等。微量元素占人体重量的万分之一以下，如：铁、铜、锰、铬、硒等。

维生素（营养催化剂）

维生素是细胞的新陈代谢、身体发育成长、维持人体健康必不可少的物质。它有助于蛋白质、脂肪、碳水化合物和矿物质的吸收和利用。帮助形成血液、细胞、激素、神经系统的化学物质。可分为脂溶性维生素和水溶性维生素。促进营养的化学反应，以维持人体各系统之正常机能。

膳食纤维（人体的清道夫）

能保持人体肠道的清洁，促进肠蠕动，排泄毒素，保证大便的量。在平时的蔬菜中较容易摄取到。可帮助消化，清除体内废物，减低胆固醇吸收率，产生饱腹感，有助于控制体重。

2. 吃什么种类食物才能补充人体所需的营养素？

专家回复：

蛋白质：牲畜的奶，畜肉，禽肉，蛋类，还有大豆类，其中黄豆的营养价值最高。

脂肪：食用油，高脂肪的食物（坚果类），还有动物类皮肉。

碳水化合物：糖类、谷物、根茎蔬菜类等。

矿物质：奶类制品和绿叶类蔬菜。镁：坚果，大豆和可可。钠：食用盐，牛奶和菠菜。钾：豆类及所有五谷和香蕉。氯：食用盐。硫：肉类、蛋和豆类。铁：叶菜类蔬菜(特别是菠菜)。

维生素：维生素 A：动物肝脏、蛋类、乳制品、胡萝卜中。维生素 B_1：花生、大豆、谷类、野生食用菌中。维生素 B_2：肉类、谷类、蔬菜和坚果中。维生素 B_{12}：猪牛羊肉、鱼、禽、贝壳类、蛋类中。维生素 C：柠檬、橘子、苹果、草莓、菠菜中。维生素 D：鱼肝油、鸡蛋、人造黄油中。维生素 E：谷物胚胎、植物油、绿叶。维生素 K：绿叶蔬菜中。

膳食纤维：玉米、小米、大麦、小麦皮（米糠）以及根菜类和海藻类中食物纤维较多。

3. 什么样的饮食，才能保证足够的营养素？

专家回复：一般情况下，只要不偏食、不挑食、不过分节食，七大营养素均可充分地从食物中获取。如谷类食品主要是提供碳水化合物和部分蛋白质；蔬菜和水果提供维生素和膳食纤维；奶类和豆类是蛋白质和钙的重要来源；动物性食品是蛋白质的主要来源，同时还提供部分脂肪；食用油则是脂肪的主要来源。

因此，应当合理选择和搭配食物以保证机体能量及营养素的需要。应适当的多选用一些富含碳水化合物及蛋白质的易消化食物，如各类主食、鱼类、豆类、禽类等。还必须多选用各种新鲜蔬菜和水果，以充分补充多种维生素和无机盐。同时每天还应坚持补充水分在 2.5 ~ 3 升以上，并保证每日在食物中有 10 克左右的食盐。

4. 胃癌病人的手术前营养状态如何？

专家回复：国内的胃癌病人，早期胃癌诊断率低，仅为 10% 左右。确诊为胃癌时，大多数已经是中、晚期，表现为消瘦、食欲下降，有的合并梗阻或者不完全性梗阻，已经不能进食或者只能少量进食。病人处于高消耗、低摄入状态，通常表现为营养不良，同时伴贫血、低蛋白血症、免疫功能下降、凝血功能障碍等。营养不良使病人的生理功能及器官功能下降，随后的手术创伤以及可能需要的化疗可导致代谢紊乱和机体免疫防御功能进一步受损，这将使胃癌病人置于继发感染的危险之中。因此，对于手术前营养不良的胃癌病人，应利用短暂的手术前时间，进行术前营养支持。

5. 有的病人感觉自己身体很好，不需要营养支持，怎么样来评价一个病人需不需要营养支持？

专家回复：可以通过营养风险筛查来评价一个病人需不需要营养支持。营养风险筛查是由医护人员实施的简便的筛查方法，用以决定是否需要制定或实施肠外肠内营养支持计划。

6.对于需要营养支持的病人,如何利用短暂的手术前时间,对营养不良的胃癌病人进行营养支持?

专家回复:营养不良的胃癌病人进行术前营养支持,意义非凡。可以使手术中病人的状况更加平稳,手术后的恢复更加顺利。

对于尚能进食的病人,给予高蛋白、高能量的饮食,同时应注意补充微量元素及水溶性和脂溶性维生素,要求食物稀、软、容易消化,可以每天4～6次进食。肠内营养制剂,具有营养全面、易消化吸收的优点,也明确地标明了提供的蛋白质、脂肪、碳水化合物的量,可以选用商品肠内营养制剂,比如安素粉冲服,能有效地改善病人的营养状况。

对于有梗阻已经不能进食的病人,需要医生在胃镜帮助下将营养管置入到十二指肠或者空肠,在营养泵的控制下,灌注营养液,同时灌注胰酶制剂可以提高病人对于肠内营养液的耐受程度。可选用含膳食纤维的整蛋白型营养液,具有刺激结肠黏膜增殖、保护肠黏膜屏障作用。也可选用免疫营养液,免疫营养液是在标准营养配方中加入免疫营养物如谷氨酰胺、精氨酸、核苷酸、ω–3脂肪酸等,免疫营养液不但改善病人的营养状况,而且有利于提高机体免疫力。

胃癌病人的术前营养支持,不允许时间过长,在营养支持效果明显时,7～10天即可改善营养状况。术前改善病人营养状况,对病人的生命作用是极其显著的。

7.机体补充营养会同样让肿瘤补营养吗?

专家回复:在胃癌的治疗过程中,加强营养是患者和家属的普遍共识,但同时又有另一种担心,有人说,摄入太多营养,癌细胞会加速繁殖，相反，不吃有营养的东西，便能"饿死"癌细胞，真是这样吗？研究证明，肿瘤组织和正常组织的代谢是不同的，正常组织以糖、脂肪、氨基酸为主要能源，大多数正常组织在有氧时通过糖的有氧分解获取能量，只有在缺氧时才进行无氧糖酵解。而肿瘤组织以葡萄糖为主要能源，无氧酵解供能，而氨基酸和脂肪利用差。肿瘤组织即使在有氧条件下，也主要以无氧糖酵解获取能量。所以肿瘤患者的营养配方以低糖、高蛋白、高脂肪为主，加上免疫营养物质和全面的维生素、矿物质，可以既能改善病人的营养状态，又不促进肿瘤的生长。所以科学的营养支持不但不会促进肿瘤的生长，还会对肿瘤的抑制有很大的作用。

对肿瘤患者而言，即使不补充营养，由于肿瘤强大的营养争夺能力，肿瘤仍以旺盛的糖酵解形式消耗机体的骨骼肌，从患者身体争夺营养，损伤机体免疫功能。也就是说，即使肿瘤病人整天不吃不喝，肿瘤细胞仍可疯狂生长。癌症患者同正常人一样，如不增加营养就会造成营养不良，降低机体的免疫力，会加快病情的发展，造成机体日渐消瘦，最后出现恶病质等严重影响患者康复的问题。相反，增加营养不仅能改善机体的营养不良状况，提高机体的免疫力，进而抑制肿瘤的生长。所以对肿瘤患者而言，担心加强营养会促进肿瘤生长是没有必要的。

8. 我已经不能进食了，手术前如何实施营养治疗？

专家回复：即使患者已经不能进食，手术前还是有办法实施营养支持治疗。营养支持的途径有肠内营养（EN）和肠外营养（PN）两种。肠内营养是指经口服或通过导管喂养来提供能量和其他营养素的营养支持方式；肠外营养是指通过静脉途径给予能量及其他营养素的营养支持方式。

301健康科普丛书——胃癌

当患者无法进食时，可以将患者需要的能量及其他营养素完全经静脉途径供给（医学上称为全胃肠外营养TPN）。也可以采取肠内营养（EN）和肠外营养（PN）混合的形式进行营养支持，即通过经鼻胃管或鼻十二指肠、空肠管输注一部分营养素，不足的部分由静脉输注。

9. 肠内营养和肠外营养方式有哪些?

方式	肠内营养	肠外营养
定义	经胃肠道提供代谢需要的营养物质 各种营养素的营养支持方式	从静脉内供给营养作为手术前后及危重患者的营养支持，肠外营养全部营养从肠外供给，称全胃肠外营养
途径	有口服和经导管输入两种，其中经导管输入包括鼻胃管，鼻十二指肠管，鼻空肠管和胃空肠造瘘管	有周围静脉营养和中心静脉营养
适应证	1. 胃肠功能正常，但营养物摄入不足或不能摄入者（昏迷、烧伤、大手术后危重病人）。 2. 胃肠道部分功能不良者，如消化道瘘、短肠综合征（大量小肠切除术后）等。 3. 胃肠功能基本正常但合并其他脏器功能不良者如糖尿病或肝、肾衰竭者	1. 不能从胃肠道正常进食，如高位肠瘘、食管胃肠道先天性畸形、小肠过短等，此外，癌肿病人在手术前后、放射治疗或化学治疗期间胃肠道反应过重时也可应用。 2. 严重烧伤和严重感染。 3. 消化道需要休息或消化不良，如溃疡性结肠炎、局限性回肠炎、长期腹泻等。 4. 特殊病情，如坏死性胰腺炎、急性肾衰竭、肝衰竭等
禁忌证	1. 麻痹性和机械性肠梗阻、消化道活动性出血及休克均是 EN 的禁忌证。 2. 严重腹泻、顽固性呕吐和严重吸收不良综合征也应当慎用	1. 胃肠功能正常、适应肠内营养或5 天内可恢复胃肠功能。 2. 不可治愈、无存活希望、临终或不可逆昏迷病人。 3. 需急诊手术、术前不可能实施营养支持者。 4. 心血管功能或严重代谢紊乱需要控制者

方式	肠内营养	肠外营养
并发症	1. 胃肠道并发症 　（1）腹泻：①药物因素。②营养不良。③饮食因素。④细菌污染 。 　（2）腹胀、恶心、呕吐：①食物种类（高浓度、高脂含量）。②药物。③肠麻痹。④胃无张力。⑤其他疾病（如胰腺炎、营养不良、糖尿病和迷走神经切除术后）。⑥输注溶液的浓度、速度和温度。 2. 代谢并发症 　（1）高糖血症：多见于接受高热卡膳食、糖尿病、高代谢及皮质激素治疗期间，也可见于糖耐量不足的老年病人。 　（2）高碳酸血症：给高碳水化合物浓度的膳食时，呼吸量、肺泡通气和 CO_2 产生增加，易出现高碳酸血症。 　（3）电解质平衡失调：主要原因是体液不足或超负荷，大量电解质从肾和胃肠丢失，以及膳食用量不足或过大。 3. 管饲并发症 　（1）机械并发症，其发生往往与饲管本身有关，如管径的大小、材料等有关。 　（2）饲管堵塞，鼻饲液浓度过高或匀浆没有完全打碎所致	1. 技术并发症 　这类并发症与中心静脉导管的放置或留置有关，主要有气胸、血管损伤、神经损伤、胸导管损伤、空气栓塞。 2. 代谢性并发症 　从其发生原因可归纳为三方面：补充不足、糖代谢异常、肠外营养本身所致。 　（1）补充不足：①血清电解质紊乱。②微量元素缺乏。③必须脂肪酸缺乏。 　（2）糖代谢异常：①低血糖及高血糖。②肝功能损害：血胆红素及转氨酶升高，使用脂肪乳，减少葡萄糖。 　（3）肠外营养本身所致：①胆囊内胆泥和结石形成 。②胆汁淤积及肝酶谱升高 。③肠屏障功能减退，细菌移位，肠源性感染。 3. 感染性并发症：主要是导管性脓毒症

10. 如何对术前新辅助化疗胃癌病人进行营养支持?

专家回复：术前新辅助化疗胃癌病人都是中、晚期。在新辅助化疗开始前，病人已处于高消耗、低摄入状态，表现为营养不良，同时伴有贫血、低蛋白血症、免疫功能下降、凝血功能障碍等。在新辅助化疗开始后，病人的食欲进一步下降。

因此，一旦确诊胃癌，就应该加强营养支持。给予高蛋白、高能量的饮食，要求食物稀、软、容易消化，可以每天 4 ~ 6 次进食。也可以补充一些商品肠内营养制剂，比如安素粉冲服。机体的营养储备，是完成新辅助化疗的重要保障。如果在新辅助化疗过程中，连续 7 天，摄食量达不到正常需要量的 60%，医生就需要通过静脉输液的办法补充一些营养，以利于顺利完成新辅助化疗计划。

 11. 如何对转化性化疗的胃癌病人进行营养支持?

专家回复：有一些胃癌病人，确诊后经过判断认为不可切除，但经过化疗后变为可切除，称为转化性化疗。转化性化疗让一些胃癌病人从不可切除转化为可切除，增加了可切除性。营养支持在转化性化疗的胃癌病人中意义重大。

一些确诊后认为不可切除的重度营养不良的胃癌病人，入院时完全不能进食，营养状况极差。医生先以静脉输营养液的办法，使其营养状况有所改善，立即采取转化性化疗，化疗奏效，梗阻症状有所缓解后，医生在胃镜引导下置入鼻肠管，在营养泵控制下，逐渐灌注营养液。如果转化性化疗继续有效，梗阻症状有时可解除，可恢复口服饮食。病人营养状况得到彻底改善，为进一步手术治疗奠定了基础。转化性化疗使肿瘤及其转移灶缩小，消化道梗阻得到缓解。这样，在肿瘤缩小、能够切除的同时，病人的全身状况也得到改善，使手术得以安全实施。

 12. 如何对姑息性化疗的胃癌病人进行营养支持?

专家回复：姑息性化疗是指晚期胃癌不可切除和复发胃癌不可切除的全身化疗，目的是延长生存、改善生活质量。在这些病人的化疗中，营养支持也发挥重要作用。

这些病人有的合并梗阻或者不完全性梗阻，已经不能进食或者只能少量进食。对于尚能进一些饮食的病人，给予高蛋白、高能量的饮食，口服补充商品用肠内营养制剂。在胃肠道能够耐受的前提下，尽量能多口服补充。如果在姑息性化疗过程中，出现梗阻不能进食或者连续7天摄食量达不到正常需要量的60%，医生就需要通过静脉输液的办法补充营养，以利于继续姑息性化疗。如果姑息性化疗已经不能控制肿瘤，反而加剧营养衰竭，就停用化疗，根据具体情况进行营养支持，改善病人的全身状况。

13. 对于终末期胃癌病人，是否给予营养支持?

专家回复：终末期胃癌病人，对癌肿无有效的治疗方法，也就不能消除其对机体的直接影响，导致营养不良的主要原因就不能解除，营养支持也就难以奏效。营养支持对于胃癌无任何治疗意义，营养不良只是晚期胃癌的诸多临床症状之一，除营养不良外，对生命的威胁还来自于胃癌对其他脏器功能的影响。对终末期胃癌病人（这些病人极少有希望逆转和恢复自主进食），虽然不应该因为医疗资源的原因，拒绝对这些病人进行营养支持，但在实施前，仍应充分考虑营养支持的费用，临床预期疗效，病人及其家属的期望值。对上述三点进行平衡后，再定。

14. 如何对胃癌手术后病人进行营养支持?

专家回复：胃癌病人手术后首选肠内营养支持。利用在术中预置的空肠营养管或留置的鼻空肠营养管，进行早期肠内营养支持。

胃癌病人手术后早期肠内营养最早可以在术后6小时开始，但多数医师达成的共识是从术后第 24 ～ 48 小时开始。有的医生在术后第 1 天起，给予患者 5% 的葡萄糖 250 ～ 500 ml，从第二天起，使用肠内营养液，后逐渐增加用量，在术后第五天或第六天达到全量肠内营养。我院是从术后第一天起，即通过空肠营养管，采用输液泵，以 20ml/h 开始，匀速泵入肠内营养液，根据病人耐受状况，每日逐渐提高泵入速度，一般于术后第五天或第六天即可达到全量肠内营养。术后早期肠内营养需要肠外营养（静脉补充营养）的配合。肠外营养补充肠内营养的不足部分，以满足病人的营养需要。

15. 如何选择饮食才有利于胃癌术后恢复?

专家回复：胃癌病人胃大部或者全胃切除后，既要注意营养的补充，还要结合病人自身对饮食的耐受情况及胃容量，酌情调整进食量及种类。总之，膳食要营养丰富且易消化，一般情况下，应遵循以下原则。

（1）少食多餐：因胃癌根治性切除术后仅残留小部分胃或全胃切除后空肠代胃，进食容受量比原来明显减少，只有增加餐数，才能弥补食量不足，满足机体对营养物质的需求。因此病人应养成良好的饮食习惯，进食时间规律，定时定量进餐，坚持少食多餐，以每天 5 ～ 6 餐为宜。主食与配菜应选稀、软且易于消化的食物，千万不可暴饮暴食。

（2）多食蛋白质丰富的食物：术后随着恢复，按照清流、流食、半流、软食、普食顺序进食。流质饮食以米汤、蛋汤、菜汤、藕粉为宜。半流质饮食应选择高蛋白、高热量、高维生素、低脂肪、新鲜易消化的食物。动物性蛋白最好的来源是鱼类，鱼类蛋白质质量高且易为人体消化吸收，所以我们鼓励多食鱼类，如黄花鱼、鲫鱼等。进普通饮食后，应多食蔬菜、水果等含纤维素高的食物，以保持大便通畅。

（3）少食甜食和脂肪：糖摄入过多，会出现进餐后的不适症状，因此，应避免摄入过甜食物。脂肪供能不超过总能量的 35%，避免食用畜肉脂肪，应选择易消化吸收的脂肪，如植物油、奶油、蛋黄等。

（4）食物禁忌：①忌食冰冷、过烫食物；②忌辛辣刺激性强的调味品；③忌饮烈酒、浓茶等刺激性饮料；④避免过于粗糙食物，如油炸食物。

（5）预防贫血：胃大部切除尤其全胃切除后，易发生贫血，因此可适当食用瘦肉、鱼、虾、动物血、动物肝以及大枣、绿叶菜、芝麻酱等富含蛋白质、铁、维生素 B_{12} 的食品。

（6）细嚼慢咽：术后胃研磨功能减弱，对于较粗糙不易消化的食物，应细嚼慢咽。

 16. 营养风险筛查方法有哪些?

专家回复：

第一步：首次营养筛查

（1）是否 BMI<20.5。

（2）患者在过去 3 个月有体重下降吗？

（3）患者在过去的 1 周内有摄食减少吗？

（4）患者有严重疾病吗（如 ICU 治疗）？

营养筛查结果：

（1）是：如果以上任一问题回答"是"，则直接进入第二步营养监测。

（2）否：如果所有的问题回答"否"，应每周重复调查 1 次。

第二步：最终筛查项目

（1）疾病严重程度

1分	2分	3分
1. 慢性疾病患者因出现并发症而住院治疗。 2. 病人虚弱但不需卧床。 3. 蛋白质需要量略有增加，但可以通过口服和补充来弥补	1. 患者需要卧床，如腹部大手术后。 2. 蛋白质需要量相应增加，但大多数人仍可以通过人工营养得到恢复	1. 患者在加强病房中靠机械通气支持。 2. 蛋白质需要量增加而且不能被人工营养支持所弥补。 3. 通过人工营养可以使蛋白质分解和氮丢失明显减少

（2）营养状态受损评分

0分	1分	2分	3分
正常营养状态	3个月内体重丢失>5%或食物摄入量比正常需要量减少25%~50%	一般情况差或2个月内体重丢失>5%，或食物摄入量比正常需要量减少25%~50%	BMI<18.5，且一般情况差，或1个月内体重丢失>5%（或3个月体重下降15%），或者前1周食物摄入比正常需要量减少75%~100%

（3）年龄评分

年龄超过70岁，风险加1分。

评分方法及判断

（1）NRS2002总评分计算方法为3项评分相加，即疾病严重程度评分＋营养状态受损评分＋年龄评分。

（2）结果判断：总分值3分，患者有营养风险，可制定一般性营养支持。总分值<3分，每周复查营养风险筛查。

第六章

胃癌的中医疗法

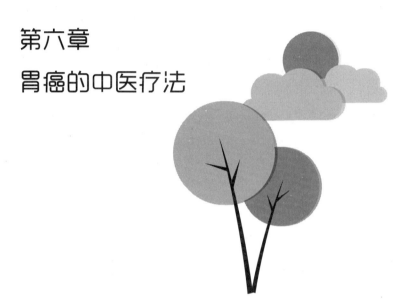

 1. 胃癌患者饮食宜与忌有哪些?

专家回复:

【宜】

（1）宜多吃能增强免疫力、抗胃癌作用的食物，如山药、扁豆、薏米、菱、金针菇、香菇、蘑菇、葵花籽、猕猴桃、无花果、苹果、沙丁鱼、蜂蜜、鸽蛋、牛奶、猪肝、沙虫、猴头菌、鲍鱼、针鱼、海参、牡蛎、乌贼、鲨鱼、老虎鱼、黄鱼鳔、海马、甲鱼。

（2）宜多吃高营养食物，防治恶病质，如乌骨鸡、鸽子、鹌鹑、牛肉、猪肉、兔肉、蛋、鸭、豆豉、豆腐、鲢鱼、鲩鱼、刀鱼、塘虱鱼、青鱼、黄鱼、乌贼、鲫鱼、鳗、鲮鱼、鲳鱼、泥鳅、虾、淡菜、猪肝、鲟鱼。

（3）恶心、呕吐宜吃莼菜、柚子、橘子、枇杷、粟米、核桃、玫瑰、杨桃、无花果、姜、藕、梨、冬菜、芒果、乌梅、莲子。

（4）便血宜吃淡菜、龟、鲨、鱼翅、马兰头、金针菇、猴头菌、蜂蜜、荠菜、香蕉、橄榄、乌梅、木耳、羊血、蚕豆衣、芝麻、柿饼、豆腐渣、螺等。

（5）腹泻宜吃鲨鱼、扁豆、梨、杨梅、芋艿、栗子、石榴、莲子、芡实、青鱼、白槿花。

（6）腹痛宜吃金橘、卷心菜、比目鱼、鲨鱼、蛤蟆鱼、沙虫、海参、乌贼、黄芽菜、芋头花。

（7）防治化疗副作用的食物：猕猴桃、芦笋、桂圆、核桃、鲫鱼、虾、蟹、山羊血、鹅血、海蜇、鲩鱼、塘虱、香菇、黑木耳、鹌鹑、薏米、泥螺、绿豆、金针菇、苹果、丝瓜、核桃、龟、甲鱼、乌梅、杏饼、无花果。

【忌】

（1）忌烟、酒。

（2）忌辛辣刺激性食物，如葱、蒜、姜、花椒、辣椒、桂皮等。

（3）忌霉变、污染、坚硬、粗糙、多纤维、油腻、黏滞不易消化食物。

（4）忌煎、炸、烟熏、腌制、生拌食物。

（5）忌暴饮暴食，硬撑硬塞。

 2. 胃癌中医治疗的效果如何?

专家回复：胃癌的中医药治疗有着悠久的历史和较好的治疗效果，随着近年来大量临床与实验研究，特别是经过全国著名中医肿瘤机构和专家研究，进一步证实了中医药治疗疗效提高的真实性和可行性。在胃癌治疗过程中，不同阶段应采取不同用药方法：

（1）胃癌术后用药。胃癌术后的1个月内应主要采取扶正培本的方法以利患者及早康复。待1月后体力逐步恢复可酌加抗癌药和活血药，以减少术后的复发转移。

（2）胃癌放化疗合并用药。在胃癌的放化疗中应根据患者出现的症状辅以不同的中医用药，如脾胃不和应健脾和胃，气血亏虚应益气养血等。总之放化疗期间应重在调理和滋补，以减少放化疗毒性，利于放化疗的完成，此间重在扶正不宜应用祛邪药。

（3）晚期胃癌的中医药治疗。对于不适于放化疗或手术的患者及晚期患者，选用中医药治疗可以改善临床症状，提高生存质量和延长生存时间。此时用药应扶正与祛邪兼顾，宜采用中药输液与口服等综合治疗方法，但扶正药与祛邪药的比例应根据患者身体情况而定，体弱者应祛邪药少、扶正药多，体质较好者应祛邪药多、扶正药适当减少，总之应视患者具体情况加减与变化。

 3. 什么时候开始吃中药？需吃多长时间中药？

专家回复：胃癌术后可以进食流质时，即可开始服用中药汤剂。

（1）预防术后复发一般不超两年。经过手术和放化疗的病人，如果各种检测都没有发现肿瘤，即达到临床治愈的病人，采用中药治疗可预防远期肿瘤复发、转移，这种情况服用中药一般不超过两年。在此期间，不一定要持续性服用，可间断性或按疗程服用中药，另外，术后服用中药可减轻某些不良反应，如低热、腹胀、食欲差、大便不畅等，最主要的目的是帮助患者提高免疫力，尽快恢复体力，减少复发、转移机会。

301健康科普丛书——胃癌

（2）开始放化疗就该吃中药。放疗、化疗对病人身体损害非常大，而研究证明，在放化疗期间联合使用中药，可以发挥增效减毒作用，围放化疗期间（即放化疗前后的一段时间）就可以采用中药辅助治疗，以减轻毒副反应。一般来说，在开始放化疗时，可以进行中药治疗，一直服用到放化疗结束后一年左右。

（3）晚期患者需终身服药。晚期癌症是难以治愈的，无论何种治疗，目的是延长生存期，提高生活质量。所以，对于这部分患者，中药应该终身服用，以控制、延缓肿瘤发展，延长病人生存期，改善各种不适症状，达到长期带瘤生存目的。

4. 中医对胃癌的病因、治疗有哪些观点?

专家回复：

（1）从痰论治：在中医经典理论中，痰是疾病发病的重要病因之一，又是疾病过程中形成的重要病理产物。外感六淫、内伤情志、饮食劳逸均可导致痰的产生。痰滞成积既是胃癌的表现又是胃癌形成和进一步发展的病因。朱丹溪所描述的"痰之为物，随气升降，无处不到"正与胃癌易于浸润转移的特点相类似。手术以后，正气受戕，脾失健运，水湿运化失司，容易促进痰浊的再次生成，恰好又为胃癌的复发及转移创造了物质条件。由上所述可以发现"从痰论治"是中医辨治胃癌的一个重要法则。

（2）从瘀论治：胃癌的产生是多种致病因素长时间共同影响的结果，"久病必瘀"，"久病入络"，进而"瘀血在经络脏腑之间，则结为癥"，因此"从瘀论治"亦是中医辨治胃癌的一个重要法则。

（3）从毒论治：毒既是致人各种细胞的基因与外基因改变的因素，

也是致癌因素与促癌因素，其引起的癌症性质、种类也是多样的，临床表现也各异。抗癌解毒是临床上胃癌治疗的又一重要法则。

（4）从虚论治：胃癌属于本虚标实之证，整体属虚，局部属实，从虚论治是中医药治疗胃癌的传统方法。通过中西医结合治疗胃癌可减轻化疗毒副反应，改善患者体质，提升机体免疫力，提高患者生存质量，是当前"从虚论治"胃癌的主要手段。

（5）内伤发病：内伤发病主要包括情志、饮食、劳逸失宜等。不良的饮食习惯、长期的情志失调，可以导致肝失疏泄，脾胃不和，从而产生瘀、痰、毒等引发胃癌的病理产物。

 ## 5. 中医治疗胃痛的方法有哪些?

专家回复：

（1）寒宜温：辛开温散，故此类药物多用辛温之品；良附丸、姜附汤、理中汤类，均属习用。另荜拨、吴萸、附子、肉桂、蜀椒、荜澄茄、草豆蔻等药均为常用药。

（2）虚则补：健脾补肾，常用四君子汤化裁诸方，药物如党参、黄芪、莲肉、芡实、薏苡仁、扁豆均有健脾胃之效。

（3）实宜消：食积不消，必须予以帮助消化之药，保和丸为常用之方，药味如枳实、枳壳、槟榔、神曲、沉香曲、鸡内金、厚朴、陈皮、山楂、炒谷芽、炒麦芽等。

（4）痛宜通："通则不痛"。有通气通血之别。气分药如木香、檀香、藿香、沉香、乌药、青皮、陈皮、厚朴、砂仁、豆蔻等，用方如消导宽中汤、沉香升降散等，血分药如元胡、丹参、五灵脂、绛真香、乳香、没药、血竭、桃仁、红花、三七、蒲黄、郁金、三棱、莪术、香附等，常用方如手拈散、九气拈痛散等。

（5）腑实宜泻：可用诸承气汤或番泻叶等，但体虚大便燥结者，宜用润下之药，如郁李仁、火麻仁、瓜蒌、杏仁、肉苁蓉、薤白、皂角子等。

（6）肠滑宜涩：常用药如赤石脂、莲子肉、诃子肉、苍术、罂粟壳、五倍子、金樱子、白头翁、秦皮等。

（7）呕逆宜降：胃以下行为顺，呕吐呃逆，宜用丁香柿蒂汤、橘皮竹茹汤、旋复代赭汤等。芳香化浊诸药，亦可止呕逆，如紫苏、佛手花、藿香、扁豆花、佩兰叶。

（8）嘈杂宜和：吴萸与黄连、干姜与黄连、黄芩与半夏均以寒温并用，胃和则嘈杂即除。

（9）津枯宜生：脾胃弱，津液枯，食欲毫无，宜养其阴以生津，如西洋参、石斛、生谷芽、生鸡内金、荷叶、沙参、麦冬、元参等，叶天士用乌梅肉伍木瓜养胃阴，临床用之甚效。

（10）湿热宜清：诸如茯苓、薏苡仁、藿香、佩兰等，胃酸过多则可用瓦楞子海螵蛸、牡蛎、红豆蔻。休息痢常用白头翁、苦参之类，升阳益胃用柴胡、升麻等。

 6. 中医药防治胃癌术后复发转移的方法有哪些?

专家回复：

（1）辨证论治：辨证论治是中医基本的治疗原则。术后临床体征可将胃癌患者分为脾虚气滞型、脾肾两虚型、胃阴亏虚型、气阴两虚型和胃络瘀血型 5 型，以气阴两虚型及脾肾阳虚型为多见。分别给予健脾益气、化浊和胃、健脾补肾、养胃生津、益气养阴、活血化瘀、理气止痛治疗，可取得较好效果。胃癌术后采用辨证治疗可在一定程度上降低胃癌术后复发转移率。

（2）基本方加减治疗：基本方加减是中医防治胃癌术后复发转移的一个重要方法。胃癌术后患者由于机体的创伤、生理功能的变化，致使患者胃肠功能紊乱和机体的免疫功能进一步下降，中医理论认为胃癌术后患者脾胃损伤，而元气又不能及时补充，从而导致胃癌的复发转移。健脾益气法治疗胃癌术后患者取得了良好疗效。胃癌患者术后虽已切除肿瘤但脾虚仍然存在，采用健脾益气中药治疗胃癌术后患者可使患者消化道症状明显改善，生活质量提高。

（3）中药联合化疗治疗：从目前的临床胃癌医治情况出发，外科手术仍是治疗胃癌的主要手段。胃癌术后给予中药联合化疗的综合治疗是目前术后患者的主要辅助治疗方法。胃癌患者本身有消化道功能减弱和免疫功能低下等症状经过手术打击后这些症状更加严重，而使部分患者不能进行化疗或难以完成整个化疗过程，失去早期治疗的机会。有研究显示中药配合化疗可提高患者机体免疫力，降低化疗带来的毒副作用，目前采用中医药防治胃癌复发转移已逐渐成为优势。常用中药如胃宁颗粒、八珍汤加味、艾迪注射液、香砂六君子丸等联合化疗可以降低胃癌患者术后复发转移概率。

（4）不能接受化疗的胃癌复发转移患者以中医治疗为主：胃癌术后患者往往体质较差，或由于其他合并症、经济负担等原因，难以耐受化疗，此时中医治疗就起着无可替代的作用。

（5）针灸治疗：针对胃癌患者，诸多常用针灸取穴有丰隆、血海、膻中等，可调节机体免疫功能并改善患者生存质量。

专家回复:

（1）中医与手术结合：迄今为止，胃癌最有效的治疗方法仍是手术治疗，早期病例可以根治。但由于肿瘤手术切除范围较大，给患者带来各种损伤和并发症，同时手术的彻底性也存在问题，因此仍需综合治疗以提高疗效。胃癌患者手术后的中医药治疗，也是目前常用的综合措施之一。中医认为，手术易伤血耗气，术后患者多表现为气血双亏、脾胃虚弱。治疗应以补益气血，健脾和胃，消食导滞为治则。临床实践证明，患者手术后积极地配合中医药治疗，可加速术后的康复，防治术后并发症，预防复发，并尽快地为及时化疗创造条件。

（2）中医与化疗结合：化疗是胃癌综合治疗中的主要方法之一，多用于手术后辅助性化疗或失去手术机会或复发转移的治疗。但因其毒性较大，往往会引起很多毒副反应及合并症、后遗症。而中医药能扶正培本，提高免疫功能，对化疗起到减毒增效的作用，有利于化疗的顺利进行。化疗后，继续应用中医药治疗，攻补兼施，能使虚弱的机体尽快恢复，防止复发和转移。因此，中医与化疗相结合的治疗方法，是胃癌综合治疗中最常用的方法之一。中医认为，化疗主要损伤气血，使肝肾亏损，脾胃失调，累及骨髓。因此，治疗当以补益气血、健脾和胃、滋补肝肾为治则。

（3）中西医结合治疗优点：中药主要通过提高患者的免疫力，增强自身系统的免疫机制，在协同西医治疗增强效果的同时减轻因西医治疗带来的毒副作用，让某些不得不使用西医治疗的患者增加耐受力，可以减少西药用量，减轻西医治疗带来的不适症状，使患者机体尽快恢复功能。同时中医改善胃癌患者生活质量，延长患者的生存期。

8. 中医中药防治化疗药物及放疗毒性反应的方药有哪些?

专家回复：

（1）防治胃肠道反应：化疗药物常产生胃肠道反应，有恶心呕吐、胃纳不振、腹痛、腹泻。常用降逆止呕，健脾和胃药物，如旋覆花、代赭石、姜竹茹、生姜、生白术、党参、山药、马梅等。亦可用香砂六君子汤、保和丸、山植丸及平胃散药。

（2）防治骨髓抑制：经临床及动物实验证明，多种补气养血、滋肾健脾药物，有提升白细胞及血小板作用，如黄芪、党参、黄精、生熟地、女贞子、菟丝子、补骨脂、当归、鸡血藤、龟版胶、枸杞子、五味子、羊蹄根、水牛角、虎杖、升麻、仙鹤草、冬虫草、紫河车等。对化疗引起的骨髓抑制毒性反应有一定防治作用。此外，能提升红细胞及血色素的药物有太子参、红参、黄芪、当归、熟地、鹿茸、阿胶、紫河车、枸杞子、鸡血藤、补骨脂、巴戟天等。

（3）防治放疗反应：放疗常产生发热，局部疼痛，口干，大便秘结，甚至产生腰肌炎、血尿等，故中医中药常用润燥、清热解毒之品，如银花、连翘、山豆根、射干、黄连、板蓝根、丹皮、知母、沙参、小生地、玄参、麦冬、石斛、花粉、玉竹、女贞、旱莲草、西洋参等。可取得一定防治效果。

9. 胃癌治疗中常用的中药有哪些?

专家回复：

人参香茶片：红参、香茶菜、积壳制成糖衣片。

301健康科普丛书——胃癌

抑癌散：白术、半夏、木香、血竭、雄黄、瓦楞子。

灭癌散：生大黄、白矾、血竭、磨香、人中白、红参。

灭癌汤：水蛭、硒砂、夏枯草、党参、木香、白矾、硼砂、紫贝齿、槟榔、玄参、赭石、大黄、丹参、陈皮。

扶正抗癌 1 号：黄芪、党参、茯苓、白术、海藻、牡蛎、三七、壁虎、蟾蜍皮。

平消片：仙鹤草、积壳、郁金、干漆、五灵脂、净火硝、白矾、制马钱子。

三宝功德丹：半枝莲、白花蛇舌草、威灵仙、黄芪、羚羊骨、金石斛、砂仁、炮山甲、山豆根、露蜂房、马鞭草、地骨皮、核桃树枝、广木香、大黄。

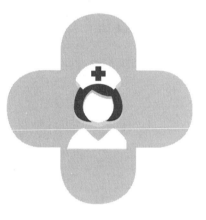

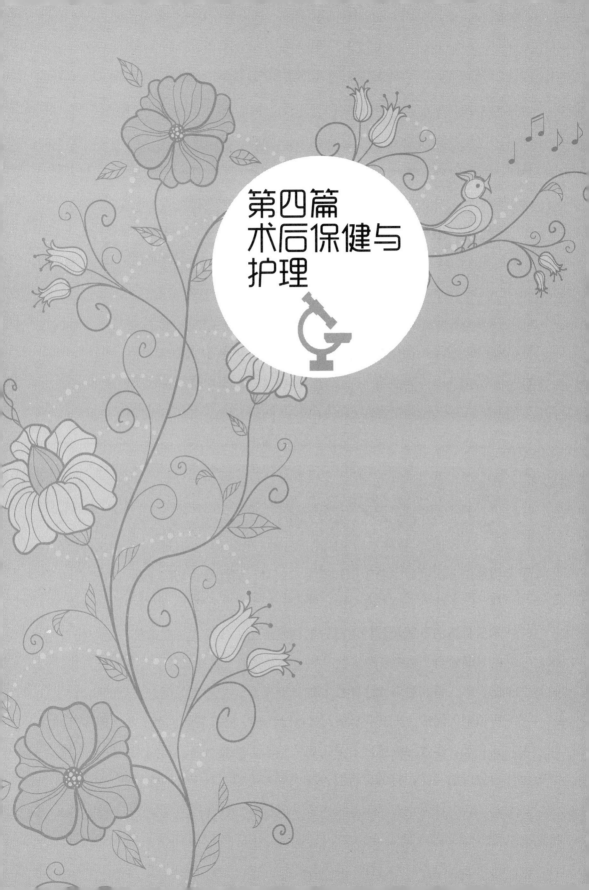

第四篇
术后保健与
护理

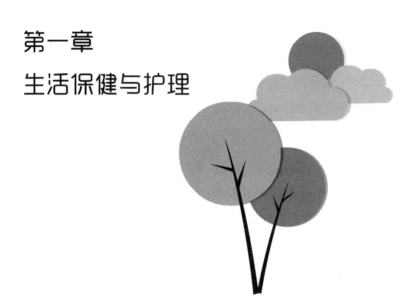

第一章
生活保健与护理

1. 胃癌术后，患者的心理变化有哪些?

　　专家回复: 胃癌术后可能出现各种心理障碍。多表现为: ①焦虑抑郁。胃癌患者清醒后，急于想知道手术效果，病灶是否切除干净，有没有转移，以及对预后的不确定感，都使病人产生焦虑情绪。但是刀口的疼痛，术后身体的不适及各种引流管的视觉压力，使病人沉默抑郁。随着伤口的日渐愈合，对将来身体状况的担心和猜测又接踵而来，甚至不能自拔。②自卑。胃癌患者大多不愿参加社交活动，担心别人问起自己的病情，害怕别人同情，甚至不愿别人在自己面前，提起某某也患了什么癌等等。③悲观。多数胃癌患者对未来失去信心，感觉自己已与别人不同，不能再像以前一样: 有的患者看着家人痛苦受累，自己又前途渺茫，内心充满了自责和不安。这时是患者心理上较为危险的时期，家人和医生都要提高警惕，给予患者适度的开导和安慰，协助患者走出消极情绪，积极的接受治疗效果，有利于术后恢复。④依赖。虽然家人百般关心照顾，但是患者的"患者角色"会逐渐加强，认为自己身患绝症，生命之日屈指可数，不愿做任何事情，完全依赖别人。

2. 胃癌术后如何进行心理护理?

专家回复：针对以上心理问题，患者家属和护理人员应早发现，早采取相关对策：

（1）满足患者获得信息的强烈愿望：在恐惧、悲伤等剧烈的心理反应后，所有的患者都迫切希望得到有关疾病的全部信息。医护人员应主动向患者讲解手术情况，告知原发病灶已经切除，术后会有什么不适，应注意什么问题等，血压平稳者可取半卧位，减轻疼痛；并鼓励病人多做深呼吸，多下床活动，可预防肺部并发症和术后肠粘连，争取早日康复；如果肿瘤未能完全切除，可告诉家属，暂时向患者保密，以免加重患者思想负担，不利于治疗。

（2）提高患者自我效能水平：自我效能是指人们成功地实施和完成某个行为目标或应付某种困难情境能力的信念。自我效能越高，抑郁水平越低。要告诉患者随着医学的发展，胃癌已不是不治之症，只要有决心，有毅力，积极配合治疗，是可以达到根治的目的，也可让患者与术后多年仍健在的患友多联系沟通，树立战胜疾病的勇气和信心。

（3）帮助病人克服自卑，重新回归社会。鼓励多外出锻炼，多结交朋友，正确客观地面对问题，保持好的心情和积极向上的生活态度，要提醒自己疾病已经治愈，要像过去一样做该做的事情，体现自己原有的价值，千万不可以事事依赖，把自己当做一名"癌症病人"看待。

3. 胃癌术后参加体育锻炼对身体恢复有哪些好处？

专家回复：体育锻炼对于癌症病人康复，有着积极的作用。参加体育锻炼不仅能改善心肺功能和消化功能，还能改善神经系统功能，提高机体对外界刺激的适应能力，解除患者大脑皮质的紧张和焦虑。同时可提高机体的免疫功能，使血液中的白细胞增多，而白细胞具有吞噬癌细胞和细菌的能力。同时，体育锻炼还能改善机体的新陈代谢，提高整个机体的抵抗能力，有助于休息和睡眠。

4. 如何进行体育锻炼？

专家回复：参加体育锻炼，原则是循序渐进，量力而为。

（1）胃癌患者如术后无任何禁忌证，可在术后 1～7 之天后，由家属搀扶在病房里走动，可促进身体各机能的恢复。

（2）如果手术的创伤较重，术后体力较差，不能下床的情况下，可在床上做肢体运动和翻身动作。

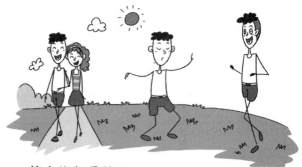

等我恢复后就可以……

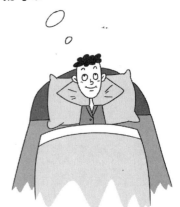

301健康科普丛书——胃癌

（3）如果患者手术后身体恢复良好，可逐步加大运动量，变换锻炼内容，从散步、气功、太极拳到做操，最后可适当慢跑。其中，最佳推荐散步这种运动方式。

 5. 散步的正确方式是什么？

专家回复：散步需要注意以下细节：

（1）建议胃癌患者术后散步时衣着要宽松，鞋袜要合适，以保安全。

（2）散步时要从容不迫，怡然自得，摒弃一切杂念。

（3）散步时步履要轻松，有如闲庭信步，以达周身气血平和。

（4）散步时要遵循循序渐进，量力而行的运动原则，散步时间可长可短，要做到形劳而不倦，不要气乏喘吁。

 6. 什么是运动疗法？

专家回复：运动疗法，是指利用器械、徒手或患者自身力量，通过某些运动方式（主动或被动运动等），使患者获得全身或局部运动功能、感觉功能恢复的训练方法。因此运动疗法已成为康复治疗的核心治疗手段，属于物理疗法。

 7. 如何掌握运动疗法？

专家回复：运动疗法原则上可分三个阶段：第一阶段是简单活动，不需花多大力气，卧床时即可进行。这些活动可帮助病人略微恢复一些体力。此后，可根据病人体力改善情况，适当增加活动强度。当病人可以起床活动时，则开始第二阶段的锻炼，这时的活动量比第一阶段大，目的在于增加体力储备，补偿肿瘤或治疗肿瘤造成的消耗，为恢复正常活动准备条件。在病人可以整日离床时，可进行第三阶段的锻炼。此时的活动量更大，以便加强体力恢复健康。在拟定运动疗法的计划时，对于患有不同肿瘤的病人应区别对待，充分考虑到疾病或治疗所造成的后果。

8. 胃癌术后如何合理饮食?

专家回复：胃癌切除后恢复饮食十分重要，既要弥补术前疾病的慢性消耗，又要填补手术创伤的损失。因此应在较长时间内采用胃病五次饭，保证有足够的营养，高蛋白和维生素 A、B、C 含量充足的食物，以促进创伤的修复。一般术后 2 周进半流食，术后半年可恢复普通饮食。患者应养成良好的饮食习惯，规律进食时间，定时定量进餐，坚持少食多餐，以每天 5 ~ 6 餐为宜；每餐 50 克左右，逐渐增加，至 6 ~ 8 个月恢复每日 3 餐，每餐 100 克左右，1 年后接近正常饮食。

9. 胃癌术后应该吃什么?

专家回复：可以食用蛋类、乳类及其制品、瘦肉类、豆腐、豆浆等豆制品、鲜嫩的蔬菜及成熟的水果等。避免吃刺激性强和不易消化的食物，如辣椒、酒、咖啡、浓茶和含粗纤维多的芹菜、韭菜等。主食与配菜应选软烂且易于消化的食物，每顿少吃一点，以适应胃容量小的特点，千万不可暴饮暴食，同时应注意饮食卫生。从流质开始(如米汁、蛋花汤、藕粉、牛奶、蛋羹等)，到半流质（如稀饭、馄饨、面片、面条等），最后过渡到普通饮食。术后 2 ~ 3 周时，有部分病人可能进甜食 (如牛奶加糖等) 后出现心慌、出汗、头昏、恶心、上腹部不舒服等症状，一般持续 15 ~ 30 分钟可自行缓解，被称之为"倾倒综合征"。为防止出现这种情况，要进甜食，适量进食易消化的咸食，并要控制进食速度。进食后最好躺下休息 15 ~ 20 分钟。这种情况一般在术后 1 ~ 2 个月能逐渐消失，如果超过 2 个月不见好转要到医院检查治疗。

10. 如何进行正确的烹饪?

专家回复：烹调方法需要特别注意，不要采用炸、煎、烟熏及生拌等方法，以免难于消化，采用蒸、煮、烩、炖等烹调方法，用油量可与正常人相似，不宜增加。患者要待手术创伤及虚弱的身体完全康复后，再逐渐过渡到正常普通饮食。

11. 胃癌术后如何采用食疗补充维生素?

专家回复：维生素 B_{12} 的吸收依赖于胃内壁细胞的内因子，胃癌术后的患者由于内因子的分泌减少，导致维生素 B_{12} 和叶酸吸收障碍。维生素 B_{12} 缺乏常合并巨幼细胞性贫血，患者会出现神经系统症状和恶性贫血。

此外，胃切除术后常伴有维生素 D 缺乏，进而影响钙的吸收，胃癌术后的患者应注意日常膳食中补充各种维生素。维生素 B_{12} 的主要食物来源为肉类、动物内脏、鱼、禽、贝壳类及蛋类；花生、菠菜、豆类、动物内脏中叶酸的含量比较高，积极补充可预防恶性贫血。食物中的维生素 D 主要存在于酵母和蘑菇，动物肝脏、蛋黄、奶油、干酪等动物性食物以及含脂肪多的鱼和鱼卵。必要时也可在医师指导下口服维生素 D 制剂补充维生素 D。

12. 胃癌术后如何采用食疗补钙?

专家回复:含钙较高的食品有各种豆制品,乳制品和燕麦片、卷心菜、白菜、胡萝卜、芹菜、南瓜、萝卜、菠菜、葫芦、韭菜、蒲公英、冬瓜等。某些坚果和种子类食品含钙量也很高,如干杏仁、核桃、榛子、葵花子等。水果类有橙子等。一些蔬菜和菠菜、苋菜、蕹菜等所含的草酸均影响钙的吸收,对含草酸高的蔬菜可先在沸水中焯一下,使部分草酸先溶于水、滤去水再炒食。注意在面粉、玉米粉、豆粉中加发酵剂,并延长发酵时间,可使植酸水解,游离钙增加,使钙容易吸收。

13. 胃癌术后饮食禁忌有哪些?

专家回复:由于患者术后胃的生理功能减弱,要特别注意饮食禁忌:

(1)平时应忌食生冷、粗硬和过热食物。

(2)忌吃辛辣刺激性强的调味品,如胡椒、芥末等。

(3)严禁饮烈性酒、浓茶、高浓度饮料等刺激性食物。

(4)避免过油及过于粗糙的食物,如炸鸡、油条等油炸食物。

(5)食物质地应细软易消化,不宜食用粗杂粮、干豆、坚果、粗纤维含量多的蔬菜(笋、芹菜等)、辛辣刺激以及产气食物(如萝卜、蒜苗、白薯等)。这些食物并不是完全不可以吃,只是需要考虑量和个人对这些食物的承受力问题。

14. 胃癌术后复发的原因?

专家回复:对于胃癌患者,胃癌术后存在复发的可能,肿瘤的发病很大程度上是由于身体的内环境引起的,即使切除肿瘤也存在复发的可能。胃癌一旦复发会对患者的生命健康造成严重的影响，因此胃癌术后的后续治疗也非常关键、不容忽视。机体免疫力低下也会影响胃癌患者术后复发，有许多胃癌患者术前已有机体免疫力下降，主要表现在免疫防御功能的减退，即体内的免疫细胞识别和杀伤癌细胞的能力降低；加上手术创伤和麻醉对身体抵抗力的打击，致使这类患者在手术后免疫力更低。总之，胃癌术后复发的原因较多，有可能是一个原因导致的胃癌术后复发，也有可能是多个原因导致的复发。所以在胃癌术后一定要做好患者的后续治疗。

 15. 如何防止术后胃癌复发？

专家回复：手术后要按医嘱用药，还要根据具体情况进行其他辅助治疗，目前辅助胃癌术后治疗较有效安全的方法就是化疗、放疗、生物免疫治疗和细胞免疫治疗。化疗和放疗一起应用可起到很强的互补作用，尤其是胃癌晚期治疗后期要进行预防复发的治疗。更重要的是一定要定期复查，如大便潜血、胃肠透视、胃镜、B超、胸片等，以便及早发现复发或转移。同时注意改善术后患者生活的环境，尽可能避免长期吸入干燥、多尘及刺激性气体。平衡饮食，纠正营养不良，戒除嗜烟酒等不良习惯。避免使用强烈收缩血管的制剂。少吃辛辣、煎炸等刺激性食物。

 16. 胃癌术后进行中医药治疗有什么作用吗？

专家回复：中医药是胃癌术后治疗的常用方法之一，中医药是临床上鼓励的早期胃癌术后全身性治疗手段，在抑制隐性癌细胞，防止复发，促进患者身体机能的恢复方面有着肯定的效果。

中晚期胃癌术后治疗一方面要抑制残余癌细胞，一方面要提高患者免疫力，以提高对疾病的抵抗力，另外，中晚期胃癌的症状较多，给患者带来了很大的痛苦，且手术后还可能出现一系列术后并发症，因此，中晚期胃癌术后治疗也应致力于减轻症状，减少患者的痛苦。中医药虽然抑制肿瘤作用没有放化疗直接，但合并放化疗，一方面可以提高患者对放化疗的敏感性，增强治疗效果，一方面可以减轻放化疗的毒性，减轻临床症状，另外，中医药可提高人体免疫机能，提高人体抗病力，合并放化疗进行胃癌术后治疗，效果明显优于单纯西医治疗。

第二章
胃癌术后随访

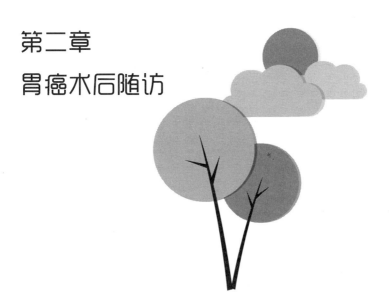

1. 胃癌术后复发了怎么办?

专家回复:

（1）术后复发的胃癌患者在治疗前要首先弄清复发癌肿的大小、部位、有无转移等情况。应及时到专科门诊就诊，确定治疗方案。

（2）胃癌患者在病情复发后，要尽量的争取能进行再一次的手术治疗。因为比较小的复发癌和局限的复发癌是可以再行手术切除的。

（3）胃癌患者在术后病情复发时，可以运用一些化疗(包括动脉灌注化疗)、中药及免疫治疗等措施密切配合，能将癌肿控制，并能使其缩小坏死，以创造条件，争取手术。

（4）倘若胃癌术后复发的患者在治疗时发现有癌肿远处转移的现

象，那么患者在治疗时也应对转移灶采取积极治疗措施。如手术切除转移灶、动脉插管化疗和栓塞转移肿瘤等。这些治疗措施也能大大延长患者生命。

2. 如果术后五年肿瘤都没有复发是说肿瘤彻底治愈了吗?

专家回复：五年不复发癌症治愈了吗？癌症患者经过治疗后生存时间超过五年，又无任何复发迹象者，可以认为治愈，但不等于万事大吉，从此可高枕无忧了。其正确态度是：定期请医生根据症状和癌症扩散的规律进行检查，这样即使有了复发，也能早期诊断，及时治疗。所以在治疗后五年期内及其后，必须做到定期复查与治疗，积极配合医生，完全彻底消灭癌瘤，才可使自己健康长寿。

3. 什么是随访?

专家回复：胃癌需多次的住院治疗，每次出院并不代表着疾病的完全康复，您必须在结束治疗后，定期到医院在专科医生的指导下进行检查，以监测术后恢复情况及有无肿瘤复发的迹象，这就是我们说的随访或称术后复查。

随访有利于医生对病人进行跟踪观察，掌握第一手资料以进行统计分析、积累经验，同时也有利于医学科研工作的开展和医务工作者业务水平的提高，从而更好地为患者服务。

4. 术后为什么要进行随访?

专家回复：胃癌患者手术后不能说彻底治愈，万事大吉。即便对于无需术后化疗的早期胃癌术后的患者，也要进行术后随访。因为，一方面，通过手术后随访复查可以及时发现病人是否有肿瘤的转移或复发，以便采取早期的积极措施，提高治愈率；另一方面，通过随访复查，医生与病人很好地进行沟通，可以随时了解病情变化，采取相应措施，促进胃癌患者的康复。因此，胃癌术后的定期随访非常有意义。

5. 术后随访项目有哪些? 多久复查一次?

专家回复：胃癌术后复查项目包括：临床问诊及体格检查、血液检查（血常规、血生化、肿瘤标志物等）、胸片或胸部 CT、腹部超声、腹部 CT、胃镜，必要时可进行骨扫描、PET-CT 检查等。

根据胃癌的病理分期不同，术后复查时间也略有不同。通常，术后 2 年内，患者每 3 个月就应接受一次专科医生的体格检查，并进行血液学检查、腹部超声和腹部 CT；术后每 1 年行一次胃镜检查；术后 3 ~ 5 年，每 6 个月接受一次专科医生的检查及血液学、腹部超声和腹部 CT 检查；手术 5

我多长时间来复查一次？

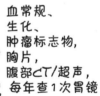

术后 2 年内，2 个月 1 次；术后 2~5 年，6 个月 1 次；之后每年 1 次

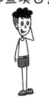

我都需要查哪些项目？

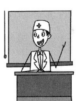

血常规、生化、肿瘤标志物，胸片，腹部 CT/超声，每年查 1 次胃镜

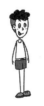

我都需要带哪些资料？

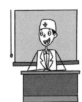

住院病历、前期随访及最近检查结果

年后，每年应进行1次上述检查。每次复查时，应带齐术前胃镜报告、手术记录、术后病理报告和化放疗方案等病历资料，以及每次复查的检查报告单。

6. 随访时间怎么安排？

手术后时间	1年					2年				3年		4年		5年	
	1个月	3个月	6个月	9个月	12个月	15个月	18个月	21个月	24个月	30个月	36个月	42个月	48个月	54个月	60个月
查体、血常规、生化、肿瘤标志物	●	●	●	●	●	●	●	●	●	●	●	●	●	●	●
腹部超声			●		●		●		●		●		●		●
腹部CT+增强			●		●				●		●		●		●
胸部CT					●				●		●		●		●
胃镜					●				●		●		●		●

7. 胃癌肿瘤标志物检测的意义？

专家回复：肿瘤标志物测定主要为 CEA、CA19-9 和 CA125。若术前已有 CEA 升高，则术后检测 CEA 可作疗效考核和随访有否复发的指标。凡癌肿侵害肝胆系统和胰腺的，极易引起 CA19-9 升高，而胃与肝胆胰腺关系紧密，胃癌极易侵害和移动到这些部位。因此，定期检

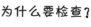

你需要检测CEA，CA19-9和CA125。

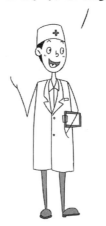

为什么要检查？

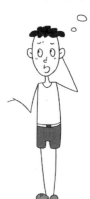

测 CA19-9、当然就很必要了。CA125 原为妇科肿瘤的标志物，但近年来发现，凡肿瘤侵害到腹膜的，也经常升高。因此，它能初步反应胃癌是否已侵害到腹膜。

8. 胸部 X 光片及腹部超声对于胃癌术后复查有哪些意义？

专家回复：胸片了解有否肺部转移，必要时应做胸部 CT。上腹部 B 超重点观察内容为肝、胰、脾、肾、肾上腺和腹腔内、腹膜后淋巴结。若有可疑，再做上腹部和下腹部增强 CT。若为女性，应做阴道 B 超，以了解有否盆腔转移，特别是卵巢有否种植转移。

9. 胃镜复查的间隔是多长？

专家回复：胃镜检查一般每年一次，除了解有无胃内复发外，还要当心残胃反复癌的出现。胃癌手术后的早期阶段，还需注意倾倒综合征的出现，它固然与胃癌复发无关，但影响生活质量，是胃次全切除术后的一种常见并发症。

10. 哪些情况需要立即复诊？

专家回复：出现以下情况需要立即复诊：

（1）胃切除术后，初期情况良好，逐渐康复，但近来又发生消化不良，腹痛、呕吐甚或呕血、黑便者。

（2）胃切除术后，近期健康状况明显减退者。

（3）胃切除术后，一直残留一些上消化道症状，近期逐渐加重者，均提示胃癌复发。

11. 为什么做完胸片检查还要继续做胸部 CT？

专家回复：必要情况下需要继续做 CT 明确诊断。胸片费用相对较低，是常用的筛查工具，但是其观察疾病的准确性及敏感性不是太高，因此胸片发现存在问题时常常需要进一步做胸部 CT 明确诊断。

12. 腹部超声做完还需要做腹部 CT 吗?

专家回复：需要。尽管这两项检查都是对腹部的检查，但是腹部超声与腹部 CT 在诊断腹部疾病时各有优缺点，是互补共存的关系，不能互相替代。

13. 我要到什么地方进行检查，找谁看结果?

专家回复：随访期间，若出现任何的异常情况，请及时到当地医院专科门诊就诊或者联系您的主管医师到进行手术的医院就诊。

14. 检查出现什么问题需要引起高度注意?

专家回复：检查时要注意与前面检查的对比，观察有无变化，在必要的情况下（如血肿瘤标志物升高、体重减轻、不明原因疲劳等），可以行全身 PET/CT 检查，以明确全身周围器官有无转移复发情况。

15. 出院后有了新问题怎么办?

专家回复：出现新问题后首先放平心态，不要过分紧张，及时到当地医院就诊，必要时联系曾经手术时的主管医生。

301 健康科普丛书——胃癌

第五篇
检查的意义

1. 不同医院的检查结果通用吗?

专家回复:不同医院的检查结果一般来说是可以通用的,但根据每个医院的规定及每个医生的观点而有所变化。现在有很多城市规定同级医院之间检查结果可以通用,但很多患者在看病时医生仍然要求重新检查很多项目,患者认为这是医院在做重复检查,其实这是错误的认识。外院检查一般有以下几种处理:①影像学检查,如果检查质量可靠,检查时间在近期,其检查结果一般认为是可靠的,只是需要重新阅片;②实验室检查,外院实验室检查通常只是作为诊疗参考,看病时一般需要重新检查,因为患者的病情变化,身体状况及病情随时在改变,需要重新检查评估。再就是在行手术或有创操作时,需对患者术前全身状况做即时评估及留存医疗文书证据,也需重新检查;③病理及其他特殊检查,这类检查涉及整个诊断治疗方案的制订,但其标本或样本一般由手术或有创方式取得,不能容易的获取,医生在评估这类检查时都相对慎重,需要将原切片或标本从原来的医院借出,重新检查会诊,再得出结果。

 2. 通过术前影像学检查就能够确定切部分胃还是全胃吗?

专家回复:胃手术术前影像学检查包括 CT、MRI、内镜超声等检查,这些检查可以提供病变的基本信息,如肿瘤的部位、浸润范围、转移情况等,对手术的可行性、安全性及手术范围可做出初步判断。但在手术中,医生会根据具体的病情来判断胃切除范围,如病变位置、病变大小、局部淋巴结状况、邻近组织状况及其他脏器的情况。

3. 胸部平片和胸部 CT 重复吗?

专家回复:胸部平片即胸部 X 线摄影,是心肺功能评价及胸部疾病的常规检查,有正位片、侧位片、切线位片等,其图像为 X 线穿透之后在胶片上的显影,为胸部所有结构的叠影,根据密度不同而在底片上显示不同影像。胸部的 CT 是通过 X 线计算机体层摄影(CT)的方式对胸部进行检查,得到的图像是胸部横断面的图像,根据机器的配置,所扫描的每两个层面之间的距离越近,其图像就越精确,检查结果信息量大。从上面可以看出,胸片和 CT 是两个不同的检查,各有其适用范围,也各有其优缺点,并不是重复检查。

4. 腹部超声检查能够替代腹部 CT 检查吗?

专家回复:腹部超声把 B 型超声波射入人体通过它与人体组织之间的相互作用并截获反射波从而获取有关人体生理与病理的信息,CT 是 X 线计算机体层摄影。B 超因其无创、无辐射、廉价及简便得到大量应用,特别是超声具有多普勒效应,对于流体的检查尤为适用;但超声图像较局限,对空腔脏器效果差,容易为空气所干扰,腹部超声时,由于胃肠道经常处于运动状况,空气含量较多,容易干扰超声束,使其结构显示不清,因此 B 超不作为诊断胃肠道疾病的首选方法;而 CT 可以将腹部所有结构以断层图像的形式显示出来,不受气体及肠道蠕动的干扰。因此腹部超声及腹部 CT 各有其优缺点,不能相互替代。

5. 术前检查可以明确是否存在转移灶吗?

专家回复:许多术前检查可以作为有无转移的判定指标,如:血液检查、影像学检查、骨扫描、核素检查、PET/CT 等，但这些检查只是为医生判断病情提供参考依据；检查结果阳性有很大的可能提示有转移存在，但也有假阴性假阳性等情况存在，肿瘤是否转移主要由术中医生根据各种情况及术后病理检查明确判定。

6. 术前检查能发现淋巴结转移吗？

专家回复：术前评估淋巴结转移有助于选择合理的淋巴结切除范围。术前检查判定肿瘤淋巴结转移的检查有：腹部 CT、MRI、正电子发射断层显像（PET），内镜超声（EUS）等；此外许多分子生物学标记物能够预测淋巴结转移，多个标记物的联合检测效果更好；前哨淋巴结、数学方法也可用于预测淋巴结转移；腹腔镜、量子点技术也具有很好的应用前景。但上述检查的准确性并非为 100%，只是为医生决定手术方式提供参考，具体由医生在术中视各种情况综合决定，最终确定有无淋巴结转移由病理检查结果来确定。

7. 术前病理能明确分期吗？

专家回复：术前检查并不能准确地判定病理分期。病理分期一般由三部分构成，即原发肿瘤病灶、局部淋巴结转移情况及全身和远处脏器转移情况，这些因素不能由术前检查所准确评估，只能由术后病理检查决定。临床上所说的术前病理分期是由医生根据对术前的各种检查结果的大体评估而做出的临床分期，以指导手术进行。

8. 胃镜检查前为什么要查血？

专家回复：胃镜检查之前一般要进行血液检查，包括血常规、生化及传染病项目等。前面两项检查为医生评估病人的身体状况提供依据，因为胃镜毕竟是一项侵入性检查，检查中有不适及危险存在，而传染病项目检查是避免交叉感染；胃镜检查的器械不是一次性的，临床上胃镜室一般都备有两套器械，一套为非传染病患者准备，另一套为传染病患者准备，每次检查完毕之后，所有器械都要进行消毒处理，这样就最大限度地避免交叉感染。

9. 胃镜活检阴性一定就排除胃癌吗?

专家回复：胃镜检查结果一般都比较准确，但临床上还是存在假阳性和假阴性的情况。胃镜检查结果清楚直观，可直接观察胃黏膜的病变，还可同时取组织活检并做幽门螺旋杆菌检测，诊断快速准确。但有些情况，如早期胃癌病灶很小，以黏膜下浸润为主要表现形式的癌，因为病变区外观完整，胃镜检查不能完全发现；还有一种情况是由于病变较小，加上病人因胃部不适就诊而口服奥美拉唑后，病变假性愈合而造成胃镜漏诊。因此，临床上有胃癌高危因素且有胃部不适，胃镜报告结果阴性的患者并不能完全排除胃癌，应密切观察，定期随访及复查胃镜。

10. 胃镜下肿瘤活检会造成肿瘤转移吗?

专家回复：对于胃部肿瘤，胃镜及活检是决定性检查，临床应用广泛。但很多病人有顾虑镜下活检可能促进肿瘤转移。其实，这种说法是无道理的，至今无明确文献证明活检可促进肿瘤转移；再者，医生在操作过程中都有明确的操作规程，以避免肿瘤扩散的风险；最后，镜下活检是明确诊断的最重要手段，即使有风险存在，和及时诊断处理的收益相比，也是完全可以接受的。

11. 抽血为什么要那么多管儿？都做哪些检查？

专家回复：术前的血液检查一般有下列项目：①血常规，评价血细胞，如红细胞、白细胞、血小板等状况；②血生化，评价肝肾功能及代谢状况；③凝血检查，明确凝血状况；④血型及交叉配血，为术中输血做准备；⑤肿瘤标志物检查，明确血液中有无肿瘤抗原存在，为诊断提供依据，为术后复查提供对比依据；⑥各项传染病检查，避免交叉感染及留存医疗文书证据；⑦其他各项特殊检查，由疾病及患者本身状况所决定。

12. 肿瘤标志物检查中哪项指标高有意义？

专家回复：肿瘤标志物是临床上常见的检查，应用广泛，为筛查、诊断、治疗及预后提供依据。常见的肿瘤标志物有：

（1）AFP 甲胎蛋白，增高见于肝癌。

（2）CA199 癌抗原 199，增高见于消化道肿瘤，胰腺癌。

（3）CA153 癌抗原 153，增高见于乳腺癌。

（4）CA125 癌抗原 125，增高见于卵巢癌。

（5）CA242 癌抗原 242，增高见于消化道肿瘤。

（6）CA724 癌抗原 724，增高见于消化道肿瘤。

（7）CA50 癌抗原 50，增高见于乳腺癌及肺癌。

（8）CK19 角蛋白 19，增高见于上皮肿瘤标志物。

（9）LTA 肺癌抗原，增高见于非小细胞肺癌。

（10）PSA 前列腺特异性标志物，增高见于前列腺增生及癌。

（11）Fer 铁蛋白，增高见于肝癌、乳腺癌。

（12）CGH 绒毛膜促性腺激素，增高见于滋养叶细胞肿瘤。

（13）PAP 前列腺酸性磷酸酶，增高见于前列腺癌。

（14）AKP 碱性磷酸酶，增高见于成骨细胞肉瘤、肝癌。

（15）NSE 神经元烯醇化酶，增高见于肺小细胞癌、类癌。

（16）TG 甲状腺球蛋白，增高见于甲状腺癌术后随访。

（17）GH 生长激素，增高见于垂体肿瘤。

（18）CT 降钙素，增高见于甲状腺髓样癌。

（19）PTH 甲状旁腺素，增高见于甲状旁腺肿瘤。

（20）PRL 泌乳素，增高见于垂体肿瘤、乳头溢液。

（21）INS 胰岛素，增高见于胰岛细胞瘤。

13. 术后肿瘤标志物升高一定是复发吗?

专家回复：肿瘤标志物作为肿瘤的辅助检测手段在临床上广泛应用，在诊断、治疗及预后中有较重要的作用，但肿瘤标志物升高不一定就是有肿瘤，术后肿瘤标志物升高不一定就是复发。肿瘤病人术后可以依据肿瘤标志物的数值变化来判断手术或化疗是否有效，肿瘤标志物对治疗疗效的观察、判断转移或复发有重要意义，但不是所有的术后肿瘤标志物升高均是肿瘤复发；肿瘤标志物在正常组织或良性疾病中同样可以产生，且存在个体差异，常见的情况有：①肿瘤复发；②正常状况，肿瘤标志物在正常组织或良性病变中同样可以产生，也有可能是炎症或其他组织增生的交叉反应；③标本问题，血液样本在抽取、保存及储藏过程中会导致样品出现问题而不能准确反映实际情况；④使用其他药物，刺激组织增生或引起交叉免疫反应；⑤身体状况异常，如疲劳、饮食及其他情况均可导致肿瘤标志物异常。因此，术后发现肿瘤标志物数值升高，一定要综合分析，密切观察，同主治医师联系，做进一步的检查及处理，不要无谓的担心。

14. 什么情况下做 PET/CT 检查?

专家回复：PET/CT 检查非常昂贵，有可能排查早期的细小肿瘤，很多病人把 PET/CT 视为肿瘤检查的终极手段，其实这种观点是错误的，任何检查均有其优势及局限。对于肿瘤病人，很多依靠常规检查即可解决问题，那么什么情况下建议行 PET/CT 检查呢？以下状况建议检查：①肿瘤的临床分期；②肿瘤的早期诊断；③检测肿瘤是否复发；④监测肿瘤治疗疗效和预后判断；⑤肿瘤治疗后残余或治疗后纤维化坏死的鉴别诊断；⑥寻找肿瘤的原发灶；⑦指导放疗计划，确定肿瘤放射治疗的生物靶区；⑧良性疾病与恶性肿瘤的鉴别诊断；⑨帮助确定肿瘤的活检部位；⑩其他。

15. PET/CT 显示高代谢灶一定表示存在胃癌或者胃癌复发吗?

专家回复：PET 是利用肿瘤组织特有的代谢特点，如糖酵解增高、蛋白质和 DNA 合成增加等，采用正电子核素标记显像剂，进入机体后在病灶内聚集，经显像显示肿瘤的位置、形态、大小、数量及放射性分布。目前，PET 显像主要用于肿瘤的定性与定位诊断、肿瘤的良、恶性鉴别诊断、肿瘤的临床分期、肿瘤恶性程度的判断、疗效的评价、转移灶的寻找与复发的监测等方面。胃的 PET 检查时显示胃的高代谢灶，提示有胃的恶性病变，但也存在假阳性和假阴性等情况。当一些感染性病变（如结核、真菌等）存在时，因为炎症区域内激活的巨噬细胞或粒细胞等炎细胞摄入 18F-FDG 增高而呈阳性。另外，在正常情况下，部分患者胃壁可出现 18F-FDG 较明显的生理性浓聚，对于可疑胃癌并出现胃壁局限性浓聚者，应当于进食后进行延迟显像，或行其他检查。因此

301健康科普丛书——胃癌

PET 显示高代谢灶不一定完全表示存在胃癌或者胃癌复发。

 16. 血生化主要看什么指标?

专家回复：血生化检查主要是检测血液中的各种成分，以评价机体的代谢状况，为医生提供治疗和诊断依据、判定病情和监测治疗效果。血生化检查主要由以下几个模块构成：①肝功能系列：谷丙转氨酶、谷草转氨酶、胆红素、总蛋白等；②肾功能系列：肌酐和尿素氮等；③血浆蛋白系列：如白蛋白、球蛋白及前白蛋白等；④无机离子系列：钾、钠、氯、钙等；⑤血脂系列：胆固醇和载脂蛋白等；⑥糖代谢系列：血糖等；⑦代谢功能系列：如尿酸等。血生化异常并不一定就是疾病，但需要进行进一步的检查。

 17. 肝功指什么?

专家回复：肝功能指实验室检查中反应肝脏功能及代谢状况的一组检查，包括以下几大类型：

（1）肝细胞损伤的检验：丙氨酸氨基转移酶（ALT），血清谷草转氨酶（AST），碱性磷酸酶（ALP），γ–谷酰转肽酶（γ–GT），乳酸脱氢酶等。

（2）肝脏排泄功能的检验：总胆红素、直接胆红素和间接胆红素等。

（3）肝脏储备功能的检验：血浆白蛋白、ALB 和凝血酶原活动度 PTA 等。

（4）肝脏间质变化的检验：血清蛋白电泳，γ–球蛋白化验，透明质酸酶（HA），板层素（LN），Ⅲ型前胶原肽和Ⅳ胶原等。

18. 肾功能指什么？

专家回复：肾功能指实验室检查中反应肾脏排泄及代谢功能的一组检查，肾功能检查包括血肌酐、血尿素氮、血尿素、血尿酸、尿素清除率、内生肌酐清除率、血及尿 β2- 微球蛋白、尿白蛋白、尿免疫球蛋白 G、尿分泌型免疫球蛋白 A 等项目。

19. 白蛋白增高、降低的意义有哪些？

专家回复：白蛋白，又称清蛋白，为血浆中含量最高的蛋白质，由肝脏合成，主要作用是维持血浆中的胶体渗透压及作为血液中各种物质的载体。血清白蛋白浓度可以反映肝脏的功能及身体其他代谢状况，其正常值成人为 35 ～ 50g/L。白蛋白增高主要见于血液浓缩而致相对性增高，如严重脱水和休克、严重烧伤、急性出血、慢性肾上腺皮质功能减低症等；白蛋白降低见于：①蛋白质丢失，常见于大量出血或严重烧伤和肾脏疾病；②合成障碍，肝脏功能异常；③营养不良或吸收不良。

20. 血常规主要看什么？

专家回复：血常规是指通过观察血细胞的数量变化及形态分布从而判断血液状况及疾病的检查。血常规检查包括红细胞系列、白细胞系列及凝血系列三个部分。其正常值及常见异常的意义：

（1）红细胞计数（RBC）：男（4.0～5.5）×10^{12}/L；女（3.5～5.0）×10^{12}/L；新生儿（6.0 ～ 7.0）×10^{12}/L。

临床意义

红细胞减少：①红细胞生成减少，见于白血病等病；②破坏增多，见于急性大出血、严重的组织损伤及血细胞的破坏等；③合成障碍，见于缺铁，维生素 B_{12} 的缺乏等。

红细胞增多常见于身体缺氧、血液浓缩、真性红细胞增多症、肺气肿等。

（2）血红蛋白测定 (HB 或 HGB)：男 120 ~ 160g/L；女 110 ~ 150g/L；儿童 120 ~ 140g/L。

临床意义

血红蛋白减少见于各种贫血，如急性、慢性再生障碍性贫血、缺铁性贫血等。

血红蛋白增多见于高原居民、身体缺氧、血液浓缩、真性红细胞增多症、肺气肿等。

（3）血细胞比容（HCT）：男 40% ~ 50%；女 35% ~ 45%。

临床意义

升高：血液浓缩、大面积烧伤和脱水患者。

降低：失血后大量补液及贫血患者。

（4）白细胞计数（WBC）：成人（4 ~ 10）×10^9/L；新生儿（15 ~ 20）×10^9/L。

临床意义

生理性白细胞增高见于剧烈运动、进食后、妊娠、新生儿。

病理性白细胞增高见于急性化脓性感染、尿毒症、白血病、组织损伤、急性出血等。

病理性白细胞减少见于再生障碍性贫血、某些传染病、肝硬化、脾功能亢进、放疗化疗等。

（5）白细胞分类计数 (DC)

嗜中性粒细胞 N 0.3 ~ 0.7

中性杆状核粒细胞 0.01 ~ 0.05 (1% ~ 5%)

中性分叶核粒细胞 0.50 ~ 0.70 (50% ~ 70%)

嗜酸性粒细胞 E 0.005 ~ 0.05 (0.5% ~ 5%)

嗜碱性粒细胞 B 0.00 ~ 0.01 (0 ~ 1%)

淋巴细胞 L 0.20 ~ 0.40 (20% ~ 40%)

单核细胞 M 0.03 ~ 0.08 (3% ~ 8%)

临床意义

中性杆状核粒细胞增高：急性化脓性感染、大出血、严重组织损伤、慢性粒细胞膜性白血病及安眠药中毒等。

中性分叶核粒细胞减少：传染病、再生障碍性贫血、粒细胞缺乏症等。

嗜酸性粒细胞增多：牛皮癣、天疱疮、湿疹、支气管哮喘、食物过敏，一些血液病及肿瘤，如慢性粒细胞性白血病、鼻咽癌、肺癌以及宫颈癌等。

嗜酸性粒细胞减少：伤寒、副伤寒早期、长期使用肾上腺皮质激素后。

淋巴细胞增高：传染性淋巴细胞增多症、结核病、疟疾、慢性淋巴细胞白血病、百日咳、某些病毒感染等。

淋巴细胞减少：淋巴细胞破坏过多，如长期化疗、X 射线照射后及免疫缺陷病等。

单核细胞增高：单核细胞白血病、结核病活动期、疟疾等。

（6）嗜酸性粒细胞直接计数（EOS）：（50 ~ 300）× 10^9/L。

临床意义

嗜酸性粒细胞增多：牛皮癣、天疱疮、湿疹、支气管哮喘、食物过敏，一些血液病及肿瘤，如慢性粒细胞性白血病、鼻咽癌、肺癌以及宫颈癌等。

嗜酸性粒细胞减少：伤寒、副伤寒早期、长期使用肾上腺皮质激素后。

（7）血小板计数（PLT）：（100 ~ 300）×10^9/L

临床意义

血小板计数增高：血小板增多症、脾切除后、急性感染、溶血、骨折等。

血小板计数减少：再生障碍性贫血、急性白血病、急性放射病、原发性或继发性血小板减少性紫癜、脾功能亢进、尿毒症等。

（8）出血时间测定(BT)：1 ~ 5min。

临床意义

出血时间延长：血小板大量减少和血小板功能缺陷、急性白血病、坏血病等。

（9）凝血时间测定(CT)：活化法：1.14 ~ 2.05min；试管法：4 ~ 12min。

临床意义

延长：凝血因子缺乏、血循环中有抗凝物质、纤溶活力增强、凝血活酶生成不良等。

缩短：高血脂、高血糖、脑血栓形成、静脉血栓等。

 21.RBC 高、低有什么意义？

专家回复：

红细胞减少见于：①红细胞生成减少，见于白血病等病；②破坏增多，见于急性大出血、严重的组织损伤及血细胞的破坏等；③合成障碍：缺铁，维生素 B_{12} 的缺乏等。

红细胞增多见于：身体缺氧、血液浓缩、真性红细胞增多症、肺气肿等。

当出现血常规红细胞异常的情况时不要慌张，影响因素有很多，不一定就是病理性的改变，可以进行复查并入医院就诊。

22.WBC高、低有什么意义？

专家回复：生理性白细胞增高见于剧烈运动、进食后、妊娠、新生儿。另外采血部位不同，也可使白细胞数有差异，如耳垂血比手指血的白细胞数平均要高一些。

病理性白细胞增高见于急性化脓性感染、尿毒症、白血病、组织损伤、急性出血等。

病理性白细胞减少见于再生障碍性贫血、某些传染病、肝硬化、脾功能亢进、放疗化疗等情况。

当出现白细胞异常时，并非一定就是病理情况，可见于生理性升高或由于其他因素的影响，可进行复查及入医院就诊。

23. 常见检查有哪些?

专家回复：

上消化道钡餐：方便简单费用低，胃癌的诊断最常用方法之一。

胃镜＋病理活检：发现胃癌最有效方法，通过病理活检可以确诊胃癌。

超声胃镜（EUS）：能较好显示肿瘤浸润深度、播散位置、与周围组织的浸润及粘连程度、淋巴结转移，术前胃癌分级的标准诊断手段。

腹部超声：主要用于观察胃的邻近脏器（特别是肝、胰）浸润情况及胃周淋巴结转移情况。

腹部 CT：胃癌的诊断及术前分期起一定作用，同时可以协助观察胃癌淋巴结及周围邻近脏器浸润转移情况。

CT 联合正电子发射断层扫描 (PET/CT)：可以较敏感的评估胃周淋巴结及远处转移灶的情况。

腹腔镜检查、腹水脱落细胞学检查：准确判断胃癌是否转移及腹腔种植转移。

血液肿瘤标志物：检测血液中的肿瘤指标，升高的水平在一定程度上反应预后，也可以用来检测复发。

胸片或者胸部 CT：检测胸部有无转移灶，及心肺功能检查项目之一。

肺功能、心电图、超声心动图：评估心肺功能。

血常规：检查红细胞（RBC）、血红蛋白（Hb）、白细胞（WBC）、血小板的量。

血生化：检查肝功能、肾功能、电解质离子（钾、钠、氯、钙等）水平、血糖水平。

凝血常规：检查凝血功能。

血清八项：传染病指标。

血型检测：血型鉴定。